KB150879

탄산수 다이어트

하루 1잔으로 시작하는

탄산수
다이어트

신조 도키코 지음
전유하(유하다요) 옮김

스테이블

청량감이 느껴지는 탄산수는

목의 갈증을 촉촉하게 해소해주고

기분을 상쾌하게 해주는 음료만이 아닙니다.

혹시 '탄산수 다이어트'를 알고 계신가요?

탄산수에는 간편하고 건강하게
살을 빼주는 효과가 있습니다.
다만 마시는 방법을 제대로 알아야 합니다.
문제를 하나 내겠습니다.

다음의 ❶ ~ ❸에 들어갈 단어를 맞춰보세요.

(❶) 탄산수를

밥을 먹기 (❷)에

(❸) 정도 마시면 과식을 막을 수 있다.

❶에 들어갈 말은 A와 B 중 어느 쪽일까요?

Ⓐ 상온의

Ⓑ 얼린

❷에 들어갈 말은 A와 B 중 어느 쪽일까요?

Ⓐ 15분 전

Ⓑ 직전

❸에 들어갈 말은 A와 B 중 어느 쪽일까요?

Ⓐ 컵 1~2잔 (300~400㎖)

Ⓑ 컵의 반 잔 (100~150㎖)

이어서 또 다른 문제입니다.

❹ 영양 균형을 생각한다면 A와 B 중 어느 쪽일까요?

Ⓐ 경수로 된 탄산수

Ⓑ 연수로 된 탄산수

❺ 장내 환경을 관리하려면 A와 B 중 어느 쪽일까요?

Ⓐ 탄산수를 아침에 일어나자마자 바로 마시기

Ⓑ 탄산수를 아침 식사 후에 마시기

❻ 수면의 질을 높이려면 A와 B 중 어느 쪽일까요?

    Ⓐ 자기 전에 탄산수 마시기
    Ⓑ 자기 전에는 탄산수 마시지 않기

정답이 궁금하신가요?
탄산수를 마시는 방법만 잘 알아도
건강하게 다이어트를 할 수 있게 됩니다.

이 책에서 그 방법을 알려드리겠습니다!

| 정답은 20쪽 |

들어가며

만나서 반갑습니다. 영양사 신조 도키코라고 합니다.

저는 하루의 시작과 끝에 혹은 목이 마를 때, 기분 전환을 하고 싶을 때마다 꼭 탄산수를 마십니다.

최근에는 편의점이나 마트 등의 음료수 코너에도 다양한 탄산음료가 놓이고, 가정에서는 탄산수 제조기 사용도 꽤 늘어나서, 전보다는 더 많은 사람들이 편하게 탄산수를 즐기게 되었습니다.

이러한 흐름을 보면, 탄산수가 확실히 대중적인 음료로 자리잡았다는 느낌이 듭니다.

제가 탄산수를 제대로 공부하고 싶다고 생각하게 된 계기는 프랑스의 어느 미탄산 음료(탄산가스 함유 정도가 낮은 음료-옮긴이)를 마신 후였습니다. 그 음료수에서는 기분이 좋을 정도의 탄산가스와 함께 약간 짠맛이 느껴졌는데, 마시고 나서 '어라? 이 음료는 뭐지?'라는 인상을 받았습니다.

저는 그때의 충격을 잊을 수 없어서 국내외 다양한 문헌을 통해 학술적인 탄산의 효과와 몸에 미치는 영향 등을 조사하게 되었습니다.

알고 보니 이미 탄산수나 탄산이 몸에 미치는 영향과 효과 등에 대해서는 논문이 많이 발표된 상태였습니다. 특히 의학적인 관점에서도 탄산에 대한 관심이 매우 높은 것을 알 수 있었습니다.

그중 유럽에서는 천연의 탄산온천(이산화탄소온천)이 풍부하기 때문에, 옛날부터 의학적으로 치료에 이용되고 있었습니다. 탄산온천에 함유된 탄산가스는 피부를 통해 체내로 침투해 모세혈관으로 들어가 피의 흐름 즉, 혈류를 활발하게 합니다. 이러한 작용으로 특히 순환기계 질환에서는 동맥경

화나 심장병 혹은 재활 치료에도 적극 활용되고 있습니다.

또 일본에서는 축구 국가대표단이 2006년 독일 월드컵에서 합숙 시 탄산수를 도입해, 선수들의 피로를 해소한 것으로 화제가 된 바 있습니다.

그 외에도 다양한 체육계 유명 선수들이 피로 회복뿐만 아니라 근육 파열과 타박상 등 상처의 염증을 억제하기 위해 탄산온천을 사용하고 있습니다. 일류 선수가 되기 위해서는 역시 많은 정보를 가지고 있고, 좋은 것은 하나하나 시도해 본다는 생각인 것 같습니다.

저의 활용법을 소개하자면, 무향 무맛의 탄산수를 마시는 데에서 그치지 않고 좀 더 폭넓게 이용하고 있습니다.

예를 들어 다 마시지 못한 콜라가 있을 때는 냉장고에 보관해두었다가, 고기 요리를 할 때 사용합니다. 이렇게 하면 고기가 부드러워지고 콜라의 달달한 감미료가 설탕 역할을 해서 단맛까지 낼 수 있어 편리합니다. 특히 고기감자조림을 만들 때 자주 쓰고 있습니다.

생강 사는 것을 잊어버렸을 때는 남겨진 진저에일을 요리에 넣어서 생강 냄새를 조금 나게 하기도 하는데, 이때도 역시 여분의 설탕을 넣지 않고도 단맛을 조절할 수 있습니다.

요리도 맛있게 하고 음료 자체도 낭비하지 않고 다 사용할 수 있어서 일석이조인 셈이지요.

요리 말고도 제가 실제로 탄산수를 이용해보고 '이건 꼭 소문내야겠다!'라고 느꼈던 사용법이 있습니다.

한번은 단골 미용실에서 탄산수를 사용한 헤드스파를 추천받아 처음으로 이용해봤습니다.

탄산의 톡톡 쏘는 느낌과 함께 두피의 노폐물이 씻겨나가는 상쾌함 또한 있었습니다. 이를 집에서도 해볼 수 있겠다는 생각이 들어서, 김이 빠져서 버릴 수밖에 없었던 탄산수로 씻어보았습니다. 그랬더니 미용실에서 경험했던 것과 비슷한 효과를 낼 수 있었습니다.

이렇듯 탄산수를 활용하는 방법은 매우 다양합니다. 단순히 마시는 음료가 아닌 미용이나 요리 등에 있어서도, 약간의 아이디어를 조합하면 놀라운 탄산 파워의 효과를 느낄 수 있습니다.

　독자분들도 이 책을 통해 다양한 탄산수 활용법을 알아가시면 좋겠습니다.

차례

PART 1

탄산수로 시작하는
건강한 다이어트

PART 2

탄산수 습관으로
달라지는 일상

PART 3

탄산수로 피부 나이를 되돌리는 방법

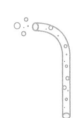

PART 4

요리는 더 맛있게, 주방은 청결하게

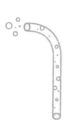

앞에서 낸 문제의 정답은 다음과 같습니다.

상온의 **탄산수를**

밥을 먹기 15분 전에

컵 1~2잔 **정도 마시면 과식을 막을 수 있다.**

탄산수를 마시면
탄산가스에 의해 위가 팽창해서
뇌가 '배불러'라고 착각하게 됩니다.
이것이 바로 식전에 마시는 탄산수가
다이어트에 효과적인 이유입니다.

단, 마시는 방법에 주의 사항이 있습니다.
반 컵 정도의 탄산수를 식사 직전에 마실 경우에는
위장이 자극을 받으므로
오히려 식욕이 늘어날 수 있습니다.
또한 탄산수는 차가울수록 탄산가스의 농도가
짙어져 마찬가지로 위를 자극하게 되고
식욕이 증가합니다.

❹ 의 정답은

영양 균형을 생각한다면
경수로 된 탄산수가 좋습니다.

경수에는 미네랄이 많이 포함돼 있기 때문입니다.
단, 사람에 따라 체질에 안 맞을 수도 있으니
마셔보고 괜찮은 경우에만 마시기를 권합니다.

❺ 의 정답은

장내 환경을 관리하려면
탄산수를 일어나자마자 바로 마시면 좋습니다.

이때 탄산수는 근육이 수축되는 연동운동을
촉진해 변비를 해소합니다.

❻의 정답은
수면의 질을 높이려면
자기 전에 탄산수를 마실 것을 권합니다.

탄산수를 마시면
자율신경계의 부교감신경 기능이 높아지게 되는데요.
즉, 인체를 편안한 상태로 만들어줘서
수면의 질을 향상시킵니다.

탄산수를 제대로 마시는 방법과
그 효과를 이제 아시겠나요?
탄산수를 올바르게 마시면
무리하지 않고
건강하게 다이어트할 수 있습니다.

탄산수가
다이어트에 효과가 있다는 것은 알겠지만
무향에 무맛인 탄산수를 매일 마시는 것은
별로라고 생각하는 사람도 있을 텐데요.

그런 분들을 위해서
매일 마실 수 있는 탄산음료 만드는 방법을
소개하겠습니다. 만드는 방법은 간단합니다.
탄산수와 매일 사용하는 식재료를 섞기만 하면 돼요.
단맛을 원할 때는 취향에 따라 꿀을 넣으면
마시기 편해집니다.

예를 들어, 한 주 동안
이런 1일 메뉴는 어떨까요?

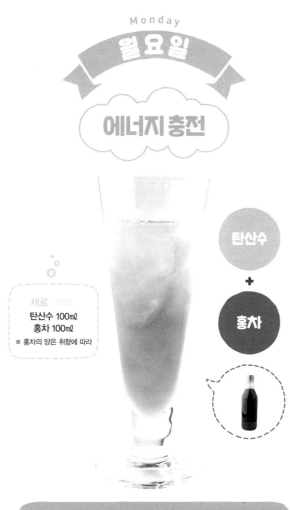

Monday

월요일

에너지 충전

탄산수

+

홍차

재료 1인분
탄산수 100㎖
홍차 100㎖
※ 홍차의 양은 취향에 따라

몸을 활성화시키는 카페인이 든 홍차에 탄산수를 섞는다. 커피를 좋아하는 사람이라면 홍차 대신 커피를 넣어도 좋다.

화요일

노화 방지

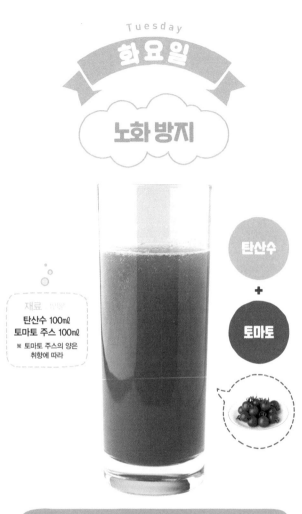

탄산수

+

토마토

재료 1인분
탄산수 100㎖
토마토 주스 100㎖
※ 토마토 주스의 양은
취향에 따라

노화를 예방하는 항산화 성분인 리코펜이 많이 함유된 토마토 주스에 탄산수를 섞어 넣는다.

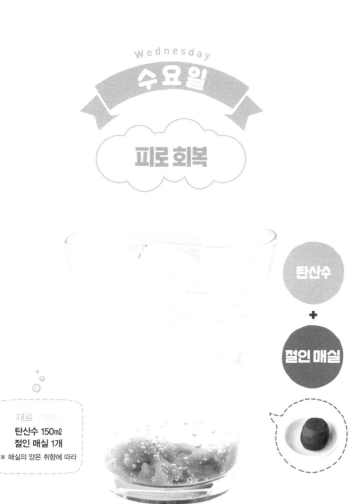

수요일

피로 회복

탄산수

+

절인 매실

재료
탄산수 150㎖
절인 매실 1개
※ 매실의 양은 취향에 따라

피로 회복에 효과가 있는 구연산이 함유된 매실을 탄산수에 넣고 으깨면서 섞는다. 씨가 걱정된다면 제거 후 매실만 넣는다.

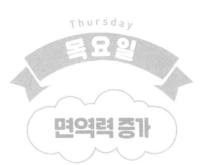

Thursday

목요일

면역력 증가

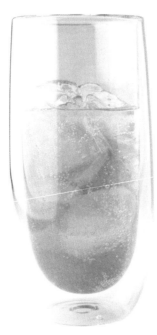

탄산수

+

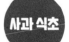

사과 식초

재료

탄산수 170㎖
사과 식초 30㎖
※ 사과 식초의 양은
취향에 따라

면역력 증진과 피로 회복에 효과가 있는 아미노산과 구연산이
함유된 사과 식초에 탄산수를 섞는다. 식초가 먹기 힘든 사람은
넣는 양을 줄인다.

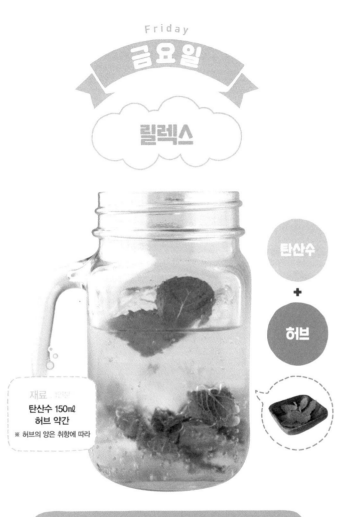

Friday

금요일

릴렉스

탄산수

+

허브

재료 1인분
탄산수 150㎖
허브 약간
※ 허브의 양은 취향에 따라

진정 효과가 있는 라벤더, 캐모마일, 재스민, 레몬밤 등의 허브를
탄산수에 넣는다.

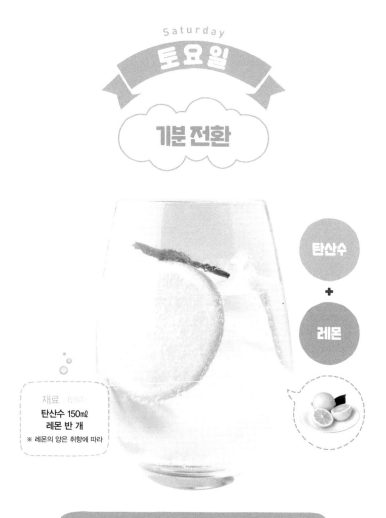

토요일

기분 전환

탄산수

+

레몬

재료
탄산수 150㎖
레몬 반 개
※ 레몬의 양은 취향에 따라

상쾌한 향으로 기분을 전환시켜주고 릴렉스하게 해주는 리모넨이 함유된 레몬을 얇게 썰어 탄산수에 넣는다. 레몬 대신 다른 감귤류의 과일을 넣어도 좋다.

일요일

디톡스

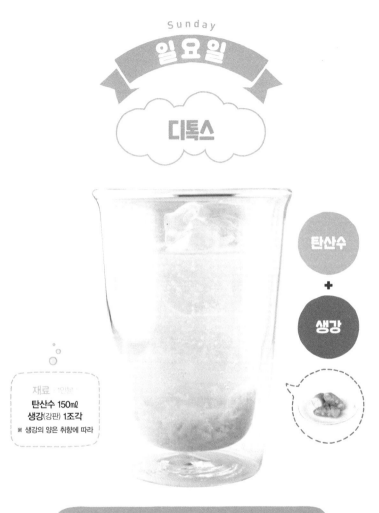

탄산수

+

생강

재료 1인분
탄산수 150㎖
생강(강판) **1조각**
※ 생강의 양은 취향에 따라

혈액순환을 좋게 해 디톡스 효과를 내는 생강을 갈아서 탄산수에 넣는다. 생강은 노화 방지에도 효능이 있다.

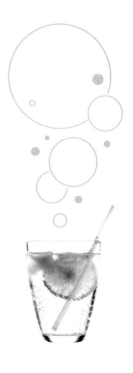

아무런 맛이 나지 않고 향이 없는 탄산수이기 때문에
여러 재료와 결합할 수 있고, 맛을 손상시키지 않은 채로
영양 성분을 흡수할 수 있습니다.

여러분만의 특별한 탄산음료를 만들어서
매일 마시는 습관을 들여보세요.

탄산수 생활이 습관화되면 어느 순간부터
복부가 부대끼지 않고
날씬하게 정리돼 있을 겁니다.

이 책에서는 다이어트를 위해
탄산수를 마시는 방법을 소개하는 것만이 아닌
오래오래 젊고 건강하게 살기 위한
탄산수 활용법도 소개합니다.
탄산수는 사실 엄청나답니다.

1장에서는 탄산수를 활용한 다이어트와 디톡스 방법

2장에서는 탄산수 습관으로 달라지는 건강한 일상

3장에서는 피부와 모발을 건강하게 하는 탄산수 미용법

4장에서는 탄산수로 음식을 맛있게 하는 방법을 소개합니다.

탄산수를 능숙하고 올바르게 활용해
건강미 넘치는 사람으로 변화해보세요.

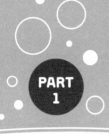

PART
1

탄산수로
시작하는
건강한
다이어트

식전에 탄산수를 마시면
식욕이 억제된다

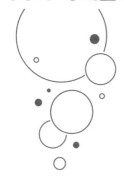

뇌가 '배불러'라고
착각하게 한다

저는 운동선수부터 일반인까지 광범위한 사람들에게 영양
균형을 지도하고 있습니다. 특히 다이어트와 관련된 상담을
많이 받는 편입니다.

흔히 사람들에게 다이어트 방법을 물어보면, 극단적인 식
단을 하거나 끼니를 거르거나 다이어트에 효과가 있다는 보
충제를 섭취하는 등, 영양사인 제가 보기에는 육체적으로나

정신적으로 좋다고 할 수 없는 방법이 많습니다.

이왕 다이어트를 해야 한다면, 영양의 균형을 고려해서 스트레스 없이 건강하게 하는 게 어떨까요.
다이어트란, 단순히 살을 빼는 것이 아니라 개인에게 맞는 건강한 몸을 만드는 것입니다.

제가 추천하고 싶은 것은 탄산수를 잘 활용해 영양 균형까지 고려한 다이어트 방법입니다. 한번 어린 시절을 떠올려보세요. 부모님께 "밥 먹기 전에 탄산음료(콜라나 사이다 등) 마시면 밥 못 먹으니까 안 돼!"라고 주의받은 적이 있지 않나요? 바로 이 말에 다이어트 효과를 기대할 수 있는 포인트가 숨겨져 있습니다.

탄산수에는 많은 양의 탄산가스가 들어 있기 때문에 식전에 탄산수를 마시고, 탄산가스가 체내에 흡수되면 위가 부풀게 됩니다. 그러면 뇌가 착각을 일으켜 '배부르다!'라고 판단을 합니다. 이렇게 식욕을 억제하면 다이어트 효과를 얻을 수 있습니다.

식전에 300㎖의 탄산수를 상온으로 마시자

단, 마시는 방법에도 포인트가 있습니다. 그것은 탄산수를 마시는 양입니다.

실험 결과에 의하면, 500㎖의 탄산수를 마시면 탄산수와 탄산가스로 위가 팽창해 만복중추(식사를 해서 포만감을 느끼는 기관 - 옮긴이)가 자극돼 음식물에 대한 욕구가 없어지지만, 그보다 적은 100㎖가량의 탄산수를 식전에 마시거나, 식사 중에 마실 때는 위가 자극돼 반대로 식욕을 돋운다고 합니다.

그렇다고 해도 끼니때마다 500㎖나 되는 탄산수를 마시는 것은 매우 힘든 일이겠지요. 평상시에는 식전 300㎖의 탄산수를 마시는 것만으로도 다이어트 효과를 기대할 수 있으므로, 무리하지 말고 이 정도의 양부터 시작해봅시다.

가끔 빠르게 다이어트를 하고 싶다는 마음에, 탄산수를 많이 마시면 더욱 효과가 나타나지 않을까 하고 1500㎖ 이상 마시는 사람도 있는데, 매우 위험한 행동입니다.

혈중에 탄산가스가 지나치게 많아지면 '탄산중독'이라는 만취한 것 같은 상태가 될 수 있습니다. 탄산수를 다이어트에 활용할 때는 반드시 몸에 무리가 가지 않는 범위 내에서 드세요.

마실 때의 중요한 포인트가 하나 더 있습니다. 그것은 바로 탄산수의 온도로, 다이어트 효과를 얻기 위해서는 꼭 기억해야 합니다.

탄산수는 냉장고에서 차갑게 식히면 탄산가스의 농도가 더욱 높아집니다. 반대로 상온에 가까워질수록 탄산가스가 옅어진다는 특징을 가지고 있습니다.

저는 개인적으로 시원한 탄산수를 좋아하지만, 다이어트 효과를 원한다면 조금 참아야 합니다. 탄산수가 다이어트 효과를 발휘할 수 있는 20~25℃를 기준으로 상온에서 마시는 것이 좋습니다. 이보다 차갑게 식혀서 탄산 농도가 높아지면, 반대로 위가 자극되어 식욕이 늘어나기 때문입니다.

도저히 상온으로는 못 마시겠다면, 당분이 없는 레몬즙

등의 과즙을 넣는 것만으로도 마시기가 한결 수월해집니다. 이러한 자그마한 수고가 탄산수 다이어트를 성공시키는 비결이 됩니다.

탄산수를 국물처럼 마시지 않도록 각별한 주의를!

식전이 아니라 '식사 중'에 탄산수를 마시는 것에 관해서도 중요한 포인트가 있습니다.

　외식 중 페리에 같은 탄산수를 별 의식 없이 마시는 경우도 있을 텐데요. 이 행동은 주의해야 합니다. 마시는 방법에 따라서는 도리어 살이 찔 수도 있기 때문입니다.

　물론 식사 중에 탄산수를 마시면, 식전에 마시는 것과 같이 배가 부른 것은 사실입니다. 게다가 이것은 탄산수에만 해당되는 이야기는 아니지만, 식사 중에 수분을 섭취하면 위에서 소화효소가 묽어지게 됩니다. 그래서 음식물을 소화하는

데 시간이 걸리게 되고, 음식물이 위에 머무는 시간이 길어집니다. 더욱이 밥만 먹는 것이 아니라 음료를 마시기 때문에, 그만큼 식사하는 시간이 길어지기도 합니다. 그 사이에 뇌의 만복중추가 작동해, 과식을 억제해준다고도 생각할 수 있습니다.

'그럼 다이어트에 효과적인 거 아닌가?'라는 생각이 들 수도 있는데요. 마시는 방법에 따라 효과가 나타나지 않을 수도 있습니다. 밥을 먹을 때, 탄산수를 마치 국물처럼 음식물을 밀어 넣듯이 마시는 경우라면, 음식물을 씹는 횟수가 줄어들어 만복중추가 작용하기까지의 시간이 늘어나게 됩니다. 따라서 만족감을 얻지 못한 채로 과식을 하는 것입니다.

꼭 탄산수만 그런 것이 아니라, 음료나 국물로 음식을 삼켜버리는 식의 식사 방법은 피하는 것이 좋습니다.

풍부한 미네랄로
균형 있는 영양소를 제공한다

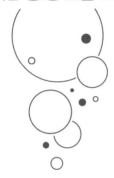

혈류가 좋아지고
위의 '연동운동'을 활성화

다이어트를 할 때 가장 경계해야 할 점은 영양을 섭취하지 않고 살을 빼는 경우입니다. 에너지를 흡수하지 않으면 살은 쉽게 뺄 수 있지만, 몸은 타격을 받게 됩니다. 건강하게 살을 빼는 것이야말로 진정한 다이어트입니다. 영양을 지도하는 저는 절대로 굶는 다이어트 방법을 추천하지 않습니다.

한편 먹고 싶어도 먹을 수 없을 때가 있기도 합니다. 연이은 야근으로 피곤할 때나 더위를 먹었을 때 등은 식욕이 생기지 않습니다. 위장이 약한 사람도 있겠지요. 그럴 때야말로 탄산수를 활용해보세요. 식사 전에 탄산수를 마시기만 해도 위가 활발해져서 밥이 자연스럽게 넘어가게 됩니다.

탄산수가 위장에 들어가면 위의 혈관을 확장해 혈류가 좋아지고, 위의 연동운동을 활발하게 해주기 때문입니다. 연동운동이란, 소화기관 등의 장기 수축운동으로 주로 식도에서 직장까지의 운동을 말합니다. 이 운동이 활발해지면 입으로 들어간 음식이 원활하게 운반되고, 운동이 저하되면 소화에 시간이 걸리게 됩니다.

먹는 방법의 핵심은 식전에 탄산수를 100~150㎖ 정도 마시는 것인데요. 다이어트 목적으로 과식을 방지하고자 한다면 500㎖가 기준이지만, 식욕 증진이 목적일 때는 그렇게 많이 마실 필요는 없고, 탄산가스로 위를 자극하는 것만으로 충분합니다. 시중에 나와 있는 탄산수에는 탄산가스가 3000~6000ppm의 고농도로 녹아들어 있지만, 배 속에 들어가면

$1000ppm$ 정도까지 내려가는 것으로 알려져 있습니다. 그래도 충분히 효과적입니다.

이때도 탄산수의 온도에 주의해야 합니다. 배를 채울 때는 상온으로, 식욕을 높일 때는 차게 식혀서 마셔보세요. 미지근한 탄산수를 마시면 식욕을 억제할 수 있습니다.

영양을 균형 있게 섭취한다는 의미에서는 경수로 된 탄산수를 추천합니다. 경수는 칼슘, 마그네슘과 같은 미네랄이 아주 풍부하게 함유된 물입니다. 현대인의 식생활은 미네랄이 부족한 것으로 알려져 있으므로 탄산수로 미네랄을 섭취하도록 합시다.

그러나 수돗물이나 국산의 미네랄워터는 연수가 많아서 갑자기 경수를 마시면 체질에 맞지 않는 사람도 있습니다. 참고로 유럽산 탄산수는 주로 경수인데 이를 마시면 배탈이 나는 경우도 생깁니다.

경수 탄산수가 잘 맞지 않는 사람은 무리하지 말고 연수로 된 탄산수를 선택해서 마셔도 괜찮습니다.

탄산수와 탄산음료는
이렇게 다르다

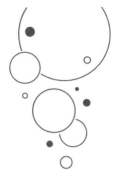

시원한 청량감의 정체는
물에 녹지 않은 탄산가스

이제 와서 새삼스럽지만 탄산수라는 것은 무엇일까요? 단순히 탄산을 더한 물이라는 것은 쉽게 생각할 수 있을 겁니다.

그럼 탄산은 무엇일까요? 중학교 수업에서 배운 것을 기억하는 사람도 있겠지만 다시 한 번 정리해봅시다.

탄산이란, 탄산가스(이산화탄소)를 말하는데 이것이 물에 녹아든 것이 바로 '탄산수'입니다. 다른 말로 '발포수'라고도 불리는데, 촘촘한 거품은 물에 미처 녹지 못한 탄산가스가 기체를 만든 것입니다. 이 거품이 입에 들어오면 청량감과 함께 목을 촉촉하게 해줍니다.

탄산수는 설탕, 감미료, 착향료 등을 첨가할 수 없습니다. 물, 탄산가스 이외에 다른 원재료명이 제품에 표시돼 있다면 '탄산음료'입니다.

탄산음료를 생각하면 먼저 어떤 종류가 떠오르나요? 사이다나 콜라일까요? 술을 좋아하는 사람이라면 맥주나 하이볼 등을 떠올리는 경우도 있을 것입니다.

콜라나 사이다 등은 탄산음료로 분류됩니다. 하지만 과실음료나 주류, 의약품은 탄산음료에서는 제외됩니다. 그래서 맥주나 탄산이 들어간 영양 음료 등을 탄산음료라고 말하지 않는 것이기도 합니다.

탄산 농도가 가장 높은 것이
탄산수

탄산음료는 종류에 따라 '탄산이 강해서 마시기 힘드네…'라고 느끼는 경우도 있을 것입니다. 이는 탄산 농도의 차이에 따른 것으로, 탄산가스의 양이 많으면 '탄산이 세다'라고 느끼게 됩니다. 여기에서도 탄산음료라고 불러도 되는 탄산의 가스압(탄산가스의 양의 정도)이 식품위생법에 근거한 「식품의 기준 및 규격」에 따라서 법적으로 정해져 있습니다(탄산수는 가스압이 $1.0kg/cm^2$ 이상이며 탄산음료의 경우 $0.5kg/cm^2$).

탄산가스의 양이 많은 순서대로 나열하면 1위가 탄산수, 2위가 탄산수에 감미료, 산미료로 맛을 더한 사이다와 콜라, 진저에일, 토닉워터 등, 3위가 탄산수에 과즙과 유제품을 더한 예를 들면 크림소다 등입니다.

탄산가스의 양이 많을수록 탄산 농도가 높아지므로, 콜라와 진저에일 등보다 맛과 향이 없는 탄산수 쪽의 탄산이 더 셉니다. 그러나 페트병에 든 탄산수나 탄산음료의 탄산 농도는 뚜껑을 열어 공기에 노출될 때마다, 약 3분의 1에서 5분의 1 정도 희석됩니다.

페트병에 든 탄산음료를 흔든 뒤 뚜껑을 열 때, 마치 분수처럼 내용물이 뿜어져 나와 고생한 적이 있을 것입니다.

일반적으로 탄산음료는 물을 냉각시킨 후 압력을 가해 이산화탄소를 강제로 녹여 만듭니다. 그래서 뚜껑을 열 때 탄산이 한꺼번에 밖으로 나오려고 해 거품이 흘러나오게 됩니다. 그러면서 그때 탄산 농도도 뚝 떨어집니다. 또 온도가 오르는 것으로도 탄산의 농도는 저하됩니다. 탄산은 꽤나 민감하답니다.

연수와 경수는
맛이 다르다!?

탄산수의 종류에는 어떤 것이 있는지 살펴보겠습니다. 일단 탄산은 천연 탄산과 인공 탄산 이렇게 두 종류로 나눌 수 있습니다. 천연 탄산은 샘물을 퍼 올릴 때 이산화탄소를 이미 풍부하게 포함하고 있는 경우입니다. 한편, 인공 탄산은 채

수 후에 이산화탄소를 압력을 가해 주입한 것으로, 국산 탄산수로 매장에 진열된 것의 대부분은 인공 탄산입니다.

그리고 탄산수의 종류를 복잡하게 만드는 것이, 사용되는 물의 종류입니다. 국내에서 만드는 탄산수의 상당수는 연수로 미네랄 성분이 적습니다. 중경수는 연수와 경수 사이에 위치하며 미네랄 성분이 적당량 포함돼 있습니다. 경수는 유럽산 등에 많고 마그네슘과 칼슘 등의 미네랄이 풍부하게 함유되어 있습니다. 어떤 종류의 물에 탄산을 추가하느냐에 따라 맛도 미묘하게 달라집니다.

몸이 에너지를 소비하게 하는
탄산가스의 효과

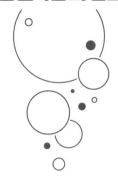

탄산가스가 혈액에 흡수되면
신진대사가 향상된다

탄산가스가 혈액에 흡수되면, 몸의 신진대사 향상을 기대할수 있습니다. 탄산가스는 이산화탄소입니다. 액체인 혈액을 흡수할 수 있는 기체의 양에는 한계가 있어서 이산화탄소를 많이 흡수할수록 산소 내의 혈중 농도는 낮아집니다. 쉽게 말해서 산소가 부족한 상황이 되는 겁니다. 말할 것도 없이, 산소는 인간의 생명 활동에 빠뜨릴 수 없는 요소입니다. 그렇기 때문에 산소가 부족해지면 우리의 몸은 그 상황을 어떻게든 해결하고자 필사적으로 산소를 몸에 집어넣으려고 합니다.

그리고 그 산소를 집어넣는 활동을 하기 위해서 몸은 에너지를 소비하기 때문에 신진대사 향상으로 이어지는 것입니다. 이 때문에 다이어트 효과를 기대할 수 있습니다.

극단적인 식단 조절은
살찌기 쉬운 몸을 만든다

간혹 극단적인 식단 조절을 통해 다이어트를 하는 사람이 있습니다. 물론 섭취 칼로리를 낮추면 살은 빠질 수 있습니다. 하지만 극단적인 식단 조절로 인한 다이어트에는 큰 위험이 따르게 됩니다.

대사란, 섭취한 영양소를 에너지로 변환해 사용하는 사이클을 말합니다. 이때 에너지로 바뀌는 영양소에는 우선순위가 있으며 당질, 지방, 단백질 순으로 사용됩니다. 당질은 몸에 저장되기 힘든 성질이기 때문에, 아무것도 먹지 않으면 몸에 축적되어 있는 지방이 사용됩니다.

하지만 사용되는 지방의 양에는 한도가 있습니다. 음식을 손에 넣을 수 없는 만일의 경우를 대비해, 몸은 일정량의 지방을 비축해두려고 하기 때문입니다. 그러면 무슨 일이 일어날까요? 몸은 근육을 분해해 단백질에서 에너지를 만들려고 합니다. 그렇게 되면 근육량이 서서히 줄어들고 기초대사는 점점 낮아지게 됩니다. 즉, 살찌기 쉬운 몸이 됩니다.

간혹 외형은 가늘고 말랐는데 체질량 지수는 높은 사람이 있습니다. 극단적인 식단 조절을 통한 다이어트로 근육량이 감소한 경우가 그렇습니다. 몸 전체에서 차지하는 근육량이 줄었기 때문에, 사용되지 않는 지방만이 남게 된 비정상적인 상태에 빠진 것입니다. 이런 경우 내장지방이 굉장히 많거나 고지혈증이 되거나 하는 등, 도저히 건강하다고는 말할 수 없는 사람이 많습니다. 몸에 필요한 당질이나 지질을 제대로 섭취하면서 대사를 높여나가세요.

아침 탄산수 한 잔으로
간단하게 변비 해소

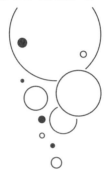

물 대신 탄산수로 바꾸면
대장까지 자극된다

한 컵의 탄산수는 변비 해소에도 효과를 발휘합니다. 변비는 가장 흔한 소화기 질환 중 하나로 남성보다 여성과 노인층이 걸리기 쉬운데, 이로 인해 생활의 불편함을 겪는 사람이 적지 않으리라 생각합니다. 변비의 원인은 여러 가지가 있겠지만 여성의 경우는 복근이 약하거나 호르몬 분비의 감소, 식단 조절 다이어트, 운동 부족, 화장실에 갈 타이밍을 놓치고 대변을 참는 습관 등을 이유로 들 수 있습니다.

'변비는 일상적인 거니까'라며 그대로 방치하면 대사가 나빠질 뿐만 아니라 피부 트러블, 나아가 생각지 못한 질병으로까지 이어질 수도 있습니다. 변비로 인한 복통이나 복부 팽만감 등이 식욕 저하를 초래함으로써 영양 상태가 악화되어 몸의 모든 기능이 떨어져, 심근경색이나 뇌졸중의 위험이 높아지기도 합니다.

특히 식사를 제한하는 다이어트를 하는 사람은 더욱 조심해야 합니다. 이런 경우 대변의 양이 줄어들 뿐만 아니라 식사에 포함된 수분조차도 체내에 흡수될 수 없게 됩니다. 사람의 몸은 기관에 따라 약 60~95%가 물로 되어 있습니다. 수분은 기본적으로 세포에 영양을 공급하고, 질병과 노화를 예방하는 데도 중요한 역할을 합니다. 따라서 체내에 부족한 수분은 일부러 의식을 해서라도 보충하지 않으면 안 됩니다. 만일 수분을 제대로 섭취하지 않는다면 몸이 체내의 수분을 밖으로 내보내지 않도록 작용해, 대변의 수분마저 빼앗아버립니다. 이렇게 되면 대변이 딱딱해지므로 배변 활동이 힘들어지고 배출 장애, 배변 횟수 감소, 불완전한 배변, 화장실에 머무는 시간이 길어지는 등 점점 더 심각한 상태가 됩니다.

또한 사람은 자고 있는 동안 약 $500ml$의 땀을 흘리고 있다고 알려져 있습니다. 아침에 일어난 직후의 몸은 수분이 부족하기 때문에 제대로 이를 보충해줘야 합니다.

이러한 이유로 습관을 들이면 좋은 것이 자다 일어난 직후에 탄산수 마시기입니다. 아침에 일어나자마자 물을 마시는 습관이 있는 사람은 오늘부터 탄산수로 바꿔보세요.

자고 일어나서 한 컵의 탄산수를 마시면, 수분 보충이 될뿐만 아니라 아침은 위가 텅 비어 공복인 상태이기 때문에, 탄산가스의 자극이 위의 혈류를 활발하게 하고, 게다가 더욱 깊숙이 위치한 대장까지 자극해줍니다. 장의 혈액순환이 좋아지면 변을 밀어내는 연동운동도 활발하게 되므로, 배변 활동도 수월해지지요.

이때 탄산수는 식욕을 돋울 때와 마찬가지로 차갑게 식힌 것으로 마시면 좋습니다. 단, 위장이 약한 사람이나 탄산수의 효과가 너무 강할 때는 탄산수를 상온에 두고 마시거나 양을 줄이는 등 자신에게 맞는 페이스로 시도합니다. 이렇게 아침에 일어나 탄산수를 마시는 것만으로도 변비가 해소되고, 배가 쏙 들어가고 허리가 가늘어질 것입니다.

숙취를 예방하는
탄산수와 술의 조합

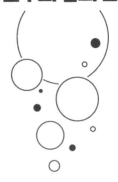

수분 공급이 부족하면
숙취가 생긴다

저는 직접 요리를 하는 것도 좋아하지만, 레스토랑이나 술집에서 친구들과 함께 술을 마시고 이야기를 나누며 즐거운 시간을 보내는 것도 매우 좋아합니다. 그런데 재미있는 대화가 계속 이어지다 보면 저도 모르게 술 마시는 속도가 빨라지고, 알코올을 꽤나 많이 섭취하고는 합니다. 이윽고 다음 날 아침에는, 숙취로 전날 밤에 술을 너무 많이 마신 것을 후회

하기도 합니다…. 저처럼 '술은 끊을 수 없지만 숙취만큼은 피하고 싶다'라고 생각하는 분들에게 팁 하나를 전해드리겠습니다.

애초에 숙취란 무엇일까요? 숙취의 메커니즘은 아직 상세히 해명된 바는 없지만, 알코올을 분해할 때 생기는 유해물질인 아세트알데하이드가 몸 밖으로 배출되지 못해, 체내에 남게 되면서 술주정이나 두통 혹은 현기증, 구토 등 숙취의 증상을 일으킨다고 합니다.

이 알코올의 분해 능력에는 개인차가 있는데, 특히 황색인종의 절반은 아세트알데하이드 탈수소효소(ALDH)가 전혀 작용하지 않거나 기능이 약한 타입에 해당합니다.

즉, 선천적으로 술이 약할 수밖에 없는 체질이라는 뜻입니다. 소량만 술을 마셔도 얼굴이 붉어지고 가슴이 울렁거리는 증세가 나타나는 사람은 모두 이에 속합니다.

또한 알코올의 분해 능력에 상관없이 알코올은 결국 물과 이산화탄소로 분해됩니다. 그때 간에서는 알코올을 분해하기 위해 많은 물을 필요로 하는데, 수분 공급이 부족하면 탈수

증상이 일어나 숙취가 생기게 되는 것입니다.

술에 탄산수를 타서
알코올 농도를 묽게 하자

여러분은 레스토랑이나 술집에서 어떤 술을 마시나요? 술의 종류에 따라 숙취를 예방할 수 있다는 점을 알려드리겠습니다.

술은 종류에 따라 알코올 농도가 다른데, 숙취를 겪지 않을 정도의 수분 함량을 포함한 알코올 농도는 약 5%입니다. 술의 종류를 알코올 농도가 낮은 순서로 보면 맥주 5%, 와인(레드·화이트) 12~13%, 청주 13~15%, 소주나 위스키 등은 20% 이상입니다. 따라서 알코올 농도가 높은 술을 많이 섭취하면 숙취를 겪게 되는 것입니다.

조금이라도 숙취를 예방하고자 한다면, 알코올을 물이나 탄산수로 희석해 농도를 낮춰서 마셔보세요. 단, 술의 종류에 따라서는 탄산을 섞으면 맛이 없어지는 것도 있으므로, 이럴 때 추천하는 방법은 술과 탄산수를 번갈아 마시는 것입니다. 탄산수를 이른바 체이서(chaser, 독한 술을 마신 뒤에 바로 도수가 없는 음료나 도수가 낮은 술을 마시는 일―옮긴이)로 만드는 겁니다. 또한 수분 보충의 타이밍을 덧붙이자면, 술을 마신 뒤 자기 전에 물을 충분히 마시는 것이 숙취 예방에 효과적입니다.

특히 제가 물보다 탄산수를 추천하는 이유는, 탄산의 성질에 의해 위장의 흡수력이 높아지므로, 많은 양의 술을 마시지 않아도 알딸딸한 기분을 느낄 수 있으며, 몸에 무리가 가지 않는 선에서 즐거운 시간을 보낼 수 있기 때문입니다.

단, 위장의 흡수력이 높은 만큼 알코올의 흡수도 높아지므로, 많은 양의 술을 마신다면 숙취 예방이 되지 않으므로 주의하세요.

'사용되지 않는 에너지'는
다이어트의 적

숙취 예방 외에 다이어트를 위해서도 술은 지나치게 마시지 않도록 조심해야 합니다. 술은 '엠티 칼로리(empty calorie) 식품' 중 하나입니다. 영양가는 상대적으로 적으면서 열량만 높은 즉, '에너지를 적게 제공하며 살을 찌우는 에너지'라는 뜻입니다.

지금까지의 이야기로, '탄산수가 대사를 향상시켜주고 숙취 예방도 되니까, 술을 탄산에 희석하면 얼마든지 마셔도 괜찮겠다'라고 생각하는 사람이 있을지도 모르겠습니다. 그러나 섭취량이 일정량을 넘으면, 알코올 에너지는 몸에 축적됩니다. 게다가 그 에너지는 우리 몸에서 어떤 역할도 하지 못하고 단순히 지방으로 바뀝니다.

그럼 일정량의 알코올은 대체 어느 정도일까요? 이것에 대해서는 개인차가 크고 사람마다 다르겠지만, 하나의 기준이 되는 것이 세계보건기구(WHO)가 지시한 적당량입니다. 남자의 1일 알코올 섭취량은 40g, 여성의 경우 20g입니다.

술의 종류별로 알아보면 다음의 표와 같습니다.

술	1잔 규격 (ml)	술잔	알코올 도수	알코올 함량 (g)	하루 허용량 (남자 40g 이내)	하루 허용량 (여자 20g 이내)
맥주	200	맥주잔	5	8	5잔	2.5잔
캔맥주	330	1캔	5	13.2	3잔	1.5잔
생맥주	500	생맥주잔	5	20	2잔	1잔
막걸리	200	대접	6	7.6	4.2잔	2.1잔
와인	125	와인잔	12	12	3.3잔	1.7잔
청주	50	청주잔	13	5.2	7.7잔	3.8잔
순한 소주	50	소주잔	16.9	6.76	5.9잔	3잔
소주	50	소주잔	20	8	5잔	2.5잔
위스키	30	스트레이트잔	40	9.6	4.2잔	2.1잔

[표] 술 종류별로 알아보는 저위험 음주량

술을 만병통치약이라고 부르는 사람도 있습니다. 적당량을 마시면 스트레스 해소, 식욕 증진 등의 긍정적인 효과도 기대할 수 있으니까요. 단, 숙취 없이 다이어트 효과를 잃지 않는 선에서만 즐기는 것이 어떨까요?

체내의 노폐물을 제거하는
탄산수 디톡스

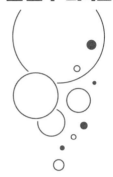

탄산수가
혈액순환을 촉진한다

몇 번이나 말하는 내용이지만 최고의 다이어트란, 단지 살을 빼는 것이 아니라 개인에게 적합한 건강한 몸을 만드는 것입니다.

　그런 의미에서 건강을 방해하는 불필요한 노폐물을 제대로 배출하는 것도, 다이어트의 중요한 요소입니다. 이때도 탄산수가 큰 역할을 합니다.

사람이 섭취한 수분은 장에서 흡수되어 혈액 등의 체액으로 변합니다. 탄산수를 마신 경우라면 여기에 포함된 탄산가스도 함께 혈액에 흡수됩니다.

그러면 탄산가스에 의해 혈관이 확장됩니다. 이렇게 확장된 혈관으로 인해 혈액의 흐름이 보다 원활해집니다.

혈액은 생명 활동에 빠질 수 없는 산소와 영양소의 운반 역할을 하는 것과 동시에, 노폐물을 배출하는 일 또한 담당합니다. 따라서 탄산수를 마시면 혈액순환이 촉진돼 체내에 쌓인 노폐물을 없애는 디톡스 효과도 기대할 수 있게 되는 것입니다.

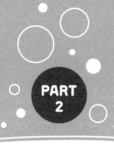

PART 2

탄산수 습관으로 달라지는 일상

스트레스에는 한 잔의 탄산수가 효과적

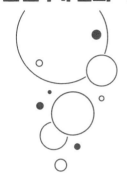

탄산가스는 부교감신경을 자극해 몸을 쉬게 한다

현대 사회는 그야말로 "스트레스 사회"라고 불리듯이, 사람들은 일상에서 다양한 일로 고통받고 있습니다.

스트레스의 원인도 일, 공부, 건강 상태, 가족 관계, 육아, 이웃 관계 등과 같이 다양한데, 100명 있으면 100명 모두의 고민이 다를 정도로 매우 복잡합니다.

게다가 코로나 바이러스의 감염 확산에 의해, 평상시의 활동에 제약이 생겨 지금까지 없었던 스트레스를 느끼는 사람도 많습니다. 우울증이 증가하고 있는 것도 스트레스가 커졌다는 결과 중 하나입니다.

이러한 스트레스는 정신적인 피해뿐만 아니라 몸 안의 면역력도 저하시킵니다. 또한 식욕을 잃거나 예상치 못한 질병을 가져와 건강과 미용에도 안 좋은 영향을 줍니다.

저의 전문 분야인 영양학적인 측면에서는 스트레스에 강한 몸을 만들기 위해 양질의 동물성 단백질, 베타카로틴(beta carotene, 당근 뿌리나 고추 열매 등에 존재하는 영양소—옮긴이), 비타민B1, 비타민B2, 비타민C, 비타민E, 칼슘, 마그네슘 등을 포함한 식품을 적극적으로 섭취하도록 권장하고 있습니다.

이처럼 영양학적인 측면에서의 접근도 중요하지만 스트레스는 불편한 감정을 느낄 때 즉시 대응하는 것이 가장 좋습니다.

그래서 저는 조금이라도 마음이 힘들다고 느낄 때, 일하는 중에 잠시 쉬고 싶을 때, 마음을 가라앉히고 싶을 때는 탄산수를 한 잔 마실 것을 추천합니다.

탄산수를 한 잔 마셨을 뿐이지만, 톡톡 쏘는 탄산이 입안 가득 퍼지면 기분이 상쾌해집니다.

이렇게 기분이 전환되는 이유는, 탄산가스가 자율신경 속의 부교감신경이 우위를 차지하게 해 편안함을 느끼게 해주기 때문입니다.

부교감신경은 자고 있을 때나 안정을 취하고 있을 때 작용하는 신경을 말합니다. 그래서 부교감신경이 우위에 있다는 것은 몸이 쉬고 있는 상태라고도 할 수 있습니다.

또한 탄산수는 당분도 카페인도 없기 때문에 다이어트 중인 사람도 안심하고 마실 수 있는 점이 매력적입니다. 하루의 마무리를 하며 편히 쉬고 싶을 때, 칼로리는 신경 쓰지 말고 마음껏 탄산수를 마셔보세요.

집에서 저렴하고 간단하게
탄산수 만드는 법

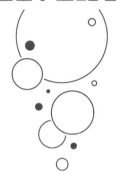

재료를 넣고 젓거나
탄산수 제조기를 사용한다

다이어트뿐만 아니라 요리 등에서도 탄산수를 사용하게 되면, 미리 사서 보관해두었던 분량이 금세 떨어지는 경우도 생깁니다. 그렇다고 매번 구입하자니 페트병 쓰레기도 많아지고 비용도 만만치 않기 때문에, 집에서 탄산수를 만드는 방법을 소개하고자 합니다.

하나는, 탄산수소나트륨과 구연산으로 만드는 방법입니

다. 탄산수소나트륨과 구연산은 모두 슈퍼마켓이나 약국, 인터넷쇼핑몰 등에서 5,000원 내외로 500g 정도 구입할 수 있습니다. 만드는 방법은 1g씩의 탄산수소나트륨과 구연산을 컵에 넣고 200㎖의 물을 붓고 젓기만 하면 됩니다. 이것만으로도 탄산수를 간단히 만들 수 있습니다.

또 하나는 탄산수 제조기를 사용해서 만드는 방법입니다. 기계에 전용 가스 실린더를 장착하고, 물을 담은 병에 직접 가스를 주입하면 탄산수가 완성됩니다. 탄산의 강도를 조절할 수 있는 탄산수 제조기도 있으며, 가격은 10~30만 원 정도로 다양합니다. 한 잔 500㎖를 기준으로 하면 몇 백원 정도의 값으로 탄산수를 만들 수 있다는 계산이 나옵니다.

또한 탄산수 제조기에는 실린더식과는 별도로 카트리지식도 있습니다. 제조회사가 지정한 업자가 가스 실린더를 회수해야 하는 실린더식에 비해, 카트리지식은 다 쓰고 그냥 버리면 됩니다. 본체도 실린더식보다 콤팩트해서, 캠핑 등 외출 시 사용하고 싶은 사람에게도 적합합니다. 단, 탄산수를 만드는 비용은 실린더식에 비해 약간 비쌉니다. 요리만이 아니라, 미용이나 건강 등을 위해서 많은 양의 탄산수를 사

용할 거라면 탄산수소나트륨과 구연산으로 직접 만들거나,
다소 비용이 들어도 간편하게 즐기고 싶다면 카트리지식의
탄산수 제조기로 하거나, 본인이 탄산수를 사용하는 빈도나
사용하는 상황을 고려해 사용법을 정하는 것이 좋습니다.

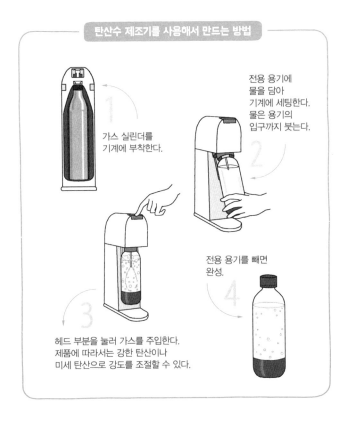

탄산수 제조기를 사용해서 만드는 방법

1 가스 실린더를
기계에 부착한다.

2 전용 용기에
물을 담아
기계에 세팅한다.
물은 용기의
입구까지 붓는다.

3 헤드 부분을 눌러 가스를 주입한다.
제품에 따라서는 강한 탄산이나
미세 탄산으로 강도를 조절할 수 있다.

4 전용 용기를 빼면
완성.

국가대표 선수들의
피로를 풀어주는 탄산온천의 효능

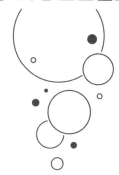

"심장의 탕"이라는 별명을 가진
탄산온천의 의료 효과

스트레스 완화, 다이어트, 미용 등 여러 효과가 있는 탄산수에는 또 하나 아직 소개하지 못한 몸에 좋은 활용법이 있습니다. 바로 온몸으로 탄산수의 효과를 누릴 수 있도록 탄산온천에 들어가는 것입니다.

아시아의 일부 나라에서는 옛날부터 온천이 있는 마을에 장기간 머물며, 목욕을 통해 병을 다스리고 요양하는 습관이 뿌리내려 있습니다. 온천은 수질에 따라 여러 효능이 있지만 그 중에서도 탄산가스가 녹아든 탄산온천에는 상처나 질병 치료, 피로 회복 등의 측면에서 의학적인 효과를 기대할 수 있습니다. 탄산온천에 함유된 탄산가스의 농도는 *ppm*이라는 단위로 나타내며, 그 수치에 따라 효과에 차이가 있습니다.

　국내에 존재하는 탄산천은 탄산 농도 500*ppm* 이하의 저농도 탄산천이 많은 편입니다. 일본의 경우 온천법에 의하면, 뜨거운 물 1ℓ에 탄산가스를 250PPm 이상 포함하고 있으면 탄산온천이라고 합니다. 그리고 뜨거운 물 1ℓ에 탄산가스를 1000PPm 이상 함유하고 있으면 고농도 탄산온천(요양온천)으로 여겨져 보다 효과적이라고 알려져 있습니다.

　일본은 다양한 온천으로 유명하기는 하지만, 탄산온천은 분명 희귀한 수질입니다. 물의 온도가 조금만 높아져도 금세 김이 빠져버려서, 탄산가스의 농도를 계속해서 높은 수준으로 유지하기는 어렵기 때문입니다. 일본에는 온천 마을이 3,000개 정도 있다고 하는데 그중 탄산온천은 손에 꼽을 정도밖에 없습니다.

　한편 서양에서는 물의 온도가 비교적 낮은 유럽을 중심으로, 고농도의 탄산온천이 많이 솟아나고 있습니다. 이는 혈압을 낮추는 "심장의 탕"이라고도 불리는데, 오랜 옛날부터 전통적 의료로서 사랑받았습니다. 특히 독일의 바덴바덴 등은 유명한 온천 마을로, 치료를 목적으로 한 전 세계인들의 방문이 끊이지 않고 있습니다.

인공 탄산온천으로
피로 물질을 제거한다

탄산온천이 몸에 좋다고 말해놓고도 국내에는 저농도가 많고, 일본에도 희소하고, 서양에나 가야 쉽게 만나볼 수 있다거나 하는 조금 아쉬운 이야기가 계속되었습니다. 그러나 괜찮습니다. 안심하세요. 탄산온천은 가까이에도 있습니다. 바로 인공 탄산온천입니다.

기술의 진보에 따라 인공 탄산온천을 만드는 장치를 이용해 고농도의 탄산가스를 온수에 녹일 수 있게 되었기 때문입니다. 덕분에 굳이 멀리 가지 않고도 탄산온천의 효능을 누릴 수 있습니다. 주로 워터파크 내에 있으며 또한 일부 의료·요양복지 시설에 설치돼 있는 경우도 있습니다.

인공 탄산온천의 효능에는 여러 가지가 있지만, 그중에서도 유명한 것은 순환기계의 질병에 대한 효과입니다. 고혈압이나 심장병이 개선되기 때문에 치료나 재활 목적으로 방문하는 이용자가 많습니다. 또한 최근에는 당뇨병의 합병증인 당뇨병성 신경장애의 예방과 다리의 동맥경화가 원인인 폐색성 동맥경화증의 개선으로도 주목받고 있습니다.

이 외에도 인공 탄산온천에는 건강을 촉진하는 효과가 있습니다. 탄산가스가 자율신경의 균형을 조정하고 혈액순환을 개선함으로써 면역력이 높아집니다. 또한 혈액순환 불량으로 인해 일어나는 냉증이나 어깨 결림, 요통, 관절통, 류마티스 등의 통증을 완화하는 효과를 가집니다.

이처럼 다양한 효능이 있는 인공 탄산온천이므로, 꼭 어디가 아프지 않더라도 피로 회복에 효과가 좋으니 꼭 이용해보았으면 합니다.

인공 탄산온천은 스포츠 의학 분야에서도 높은 평가를 받고 있으며, 일본의 경우 국립 스포츠 과학 센터와 프로 스포츠 클럽 등에서도 이를 도입하고 있습니다. 이제 탄산온천은 최고의 선수들을 위한 몸 관리에 빼놓을 수 없는 설비가 된 것입니다.

탄산온천에 들어가면 혈액순환이 원활해져서 심한 운동으로 축적된 젖산, 암모니아 등의 피로 물질이 빠르게 제거되기 때문입니다. 반대로 혈액의 흐름이 나쁜 상태가 지속되면 그대로 피로 물질이 쌓이게 됩니다. 즉, 아무것도 하지 않으면 피로가 풀리지 않은 채로 회복하기까지 상당한 시간이 걸린다는 것을 의미합니다. 극한의 훈련을 받는 국가대표 운동선수들의 몸이 회복할 정도니, 일반인의 경우 피로 회복에는 더 큰 효과가 있는 것이 당연하겠지요.

면역세포를 활성화하는
주 2회 건강 목욕법

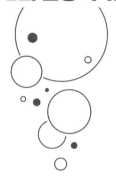

면역력 저하는 육체적·정신적
스트레스로 이어진다

탄산수 사용의 장점이 또 하나 있습니다. 바로 면역력을 높일 수 있다는 점입니다.

지금까지 저는 오랜 세월 동안 영양사로서 수많은 유명 선수들의 영양 관리를 맡아왔습니다. 정상급 선수들은 일반인보다 몸이 튼튼하고 체력도 좋습니다.

그러나 아무리 신체 능력이 좋은 사람이라 해도, 몸의 컨

디션이 최상이 아닐 때는 실력을 발휘하지 못하고 경기에서 지기도 합니다.

특히 경기를 위해 격렬한 운동으로 몸을 극한까지 몰아넣은 선수들은 운동이 끝나면 면역력이 일시적으로 저하됩니다. 즉, 유해한 내외부의 요인들로부터 몸을 지키는 면역력이 떨어져 감기에 걸리거나 세균에 감염될 위험이 높아지는 것은 당연하겠고요.

그대로 방치하면 정작 경기 당일에 컨디션 불량으로, 제대로 경기를 할 수 없는 상황이 생기기도 합니다. 이것은 운동선수뿐만 아니라 평범한 사람도 마찬가지로 조심해야 하는 부분입니다. 일이 없는 휴일이나 퇴근 시간에 기분 전환 차원에서 스포츠를 즐길 때가 있겠지만, 지나치게 열심히 하면 그 뒤에는 면역력이 저하될 가능성이 있습니다. '왠지 요새 좀 감기에 자주 걸리는 것 같네…'라고 느낀다면, 면역력이 저하되어 몸의 저항력이 약해져 있는 신호라고 볼 수 있습니다.

면역력이 저하되면 육체적인 스트레스뿐만 아니라 정신적으로도 스트레스를 받습니다. 혹시 일상에서 전에 없는 정신적

스트레스를 느낄 때가 있다면, 면역력 저하를 의심해보도록
합시다.

주 2회 탄산 목욕 습관으로
NK세포를 활성화한다

'면역력이 저하되어 있을지도 모른다'고 느낀다면 어떻게 행
동해야 할까요? 여기서 우선적으로 떠올릴 수 있는 것은 영
양을 골고루 섭취하는 식사와 충분히 수면 시간을 가지는 휴
식이겠지요. 물론 이것들이 잘못된 것은 아닙니다. 다만 여
기에 하나 더 덧붙였으면 하는 것이 바로 인공 탄산천에 들
어가는 것입니다. 사람의 혈액 속에는 면역세포가 흐르고 있
어, 바이러스나 세균 등 밖에서 들어온 '침입자'와 싸우게 되
어 있습니다.

　이 면역세포의 일종으로 특히 중요한 역할을 하는 것이 '자연
살해세포(NK세포, Natural Killer Cell)'라고 불리는 것입니다. NK세
포는 바이러스나 세균을 재빨리 찾아내 강한 살상력으로 물
리칩니다. 즉, 면역세포 속의 저격수인 셈입니다.

NK세포는 목욕을 해서 체온이 올라가면, 몸이 비정상적인 상태라고 간주해 증가한다는 것이 연구로 알려져 있습니다.

보통 목욕을 통해 체온을 올리려면 30분 정도는 따뜻한 물에 몸을 담그고 있어야 합니다. 하지만 사람에 따라서는 그 시간 동안 물속에 있는 것이 꽤 힘든 일입니다. 그럴 때야 말로 탄산 목욕을 해야 합니다. 물의 온도가 $39 \sim 40°C$ 정도로 약간 미지근한 물이라도 탄산 목욕이라면 $5 \sim 10$분이면 체온을 올릴 수 있습니다.

이 미지근한 물에 $15 \sim 20$분 들어가 있으면 신체의 부담도 적을뿐더러 NK세포가 활성화됩니다.

피로 회복만을 위해서라면 매일 탄산으로 목욕해도 문제가 없습니다만, NK세포를 활성화시키기 위해서 매일같이 탄산 목욕을 하는 것은 오히려 역효과가 납니다. 매일 체온이 올라가는 것에 몸이 익숙해지면 NK세포가 활성화되지 않게 되기 때문입니다. 즉, NK 세포를 활성화하는 것이 목적이라면 주 2회 정도의 탄산 목욕이 좋습니다. 주 2회면 적당한 열 자극을 몸에 줌으로써, 다음의 자극에 대비해 몸이 방어하려고 작용해서 그에 따라 면역 기능이 높아지는 기간입니다. 사람의 몸은 이처럼 신비하게 기능하고 있습니다.

이 NK세포도 나이를 먹을수록 활성이 저하됩니다. 한창 전성기라고 하는 15~20세에 비해, 60대가 되면 전성기의 절반까지 떨어져버립니다. 지금부터라도 탄산 목욕으로 NK세포를 활성화시켜서 질병을 이겨내는 강한 몸을 만들어나가도록 합시다.

탄산 입욕제와 탄산수를 욕조에 넣으면 완성

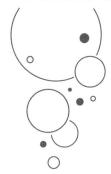

조금만 궁리하면
목욕의 질이 바뀐다

건강 효과가 탁월한 탄산온천을 워터파크 등의 입욕 시설에서만이 아니라, 가능하면 집에서도 즐기고 싶지 않나요?

인공 탄산온천 장치를 집에 설치하면 탄산온천을 만들 수 있지만, 아무리 기본적인 것도 한 대에 수백만 원이 넘는 고가의 제품인 경우가 많습니다.

그러나 250ppm까지는 아니어도 집에서 탄산 목욕을 즐길 수 있습니다. 예를 들어 시중에 판매되고 있는 탄산 입욕제를 사용하면 1개로 100~150PPm의 탄산 농도 입욕을 즐길 수 있습니다.

탄산 농도는 조금만 궁리하면 한층 더 높일 수 있는데요. 바로 탄산수를 뜨거운 물에 넣는 것입니다.

뜨거운 물에 넣을 때 포인트는, 탄산수 페트병의 뚜껑을 열지 않은 채로 $40℃$ 정도의 열탕에서 따뜻하게 데우는 것입니다.

탄산수의 페트병은 압력을 가해서 탄산가스를 물에 녹여 넣기 때문에, 비교적 튼튼하게 만들어져 있습니다. $40℃$ 정도면 충분히 견딜 수 있습니다.

이상적인 것은 욕실의 물을 모두 탄산수로 하는 것이지만, 이쪽은 현실적으로 어렵기 때문에 탄산수를 더한 물에 입욕제를 넣도록 하세요.

여러 가지로 좋은 효과가 있는 탄산 목욕이지만, 보온 효과가 낮다는 단점이 있습니다. 그렇기 때문에 여기에서 입욕제의 효과가 발휘될 수 있습니다. 목욕을 하고 나오면 혈액순환이 좋아져서 체온이 쉽게 떨어지는데, 이것을 보완해주는 것이 보온 효과가 높은 입욕제입니다.

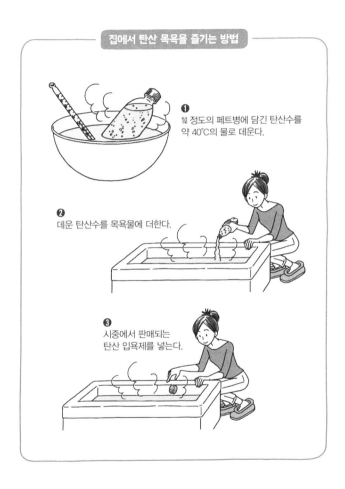

집에서 탄산 목욕을 즐기는 방법

❶ 1ℓ 정도의 페트병에 담긴 탄산수를 약 40℃의 물로 데운다.

❷ 데운 탄산수를 목욕물에 더한다.

❸ 시중에서 판매되는 탄산 입욕제를 넣는다.

탄산 목욕의 효과를 높이는
3가지 팁

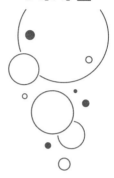

탄산 목욕에 좋은
물의 온도는 39~40°C

집에서 탄산 목욕 효과를 내려면 몇 가지 요령이 있습니다.
이것만 알면 충분히 탄산의 효과를 볼 수 있습니다.

　첫 번째는 '탄산가스가 들어간 입욕제를 넣는 타이밍'입
니다.
　탄산의 작용이 계속되는 것은 약 2시간이기 때문에, 가능

한 한 입욕제를 직전에 넣고 2시간 이내에 입욕을 끝내도록 합시다. 가족과 시간 차를 두고 욕조를 함께 공유할 때는 주의해야 할 점입니다.

두 번째는 '탕에 들어가는 방법'입니다.

탄산 목욕을 할 때는 욕조에 가능한 한 조용히 들어가도록 합니다. 흔히 콜라나 사이다의 뚜껑을 열면 내용물이 힘차게 뿜어져 나오는 경험을 해봤을 겁니다. 즉, 탄산은 진동에 약하다는 특징을 가졌습니다. 탄산이 녹아든 욕조에서 첨벙첨벙거리면 탄산은 공기 중으로 날아가고 맙니다.

따라서 탄산 온수에는 조용하게 천천히 몸을 담가야 합니다. 단, 기포가 사라져도 탄산 효과는 변하지 않기 때문에 느긋하게 물에 몸을 담궈도 좋습니다.

같은 이치입니다만 탄산 목욕을 할 때는 물을 자동으로 데우거나 자쿠지 기능은 사용하지 않는 것이 좋습니다. 물이 역류해 부글부글 끓기 시작하면 탄산이 빠지게 되고 결국 농도가 낮아집니다.

세 번째는 '물의 온도'입니다.

탄산욕을 즐기기 위한 기본은 39~40℃의 미지근한 물에서 오래 목욕하는 것입니다. 탄산이 녹아든 물은 수돗물보다 더 따뜻하게 느껴지는데, 거기에는 약 $2℃$의 차이가 있다고 알려져 있습니다.

이 메커니즘을 설명하자면 다음과 같습니다. 피부 아래에는 압력을 느끼는 '압각', 따뜻함을 느끼는 '온각', 차가움을 느끼는 '냉각', 물건을 만졌을 때 느끼는 '촉각', 통증을 느끼는 '통각'이라고 하는 신경이 있는데, 탄산이 자극하는 것은 온각이기 때문입니다.

즉, 41℃ 정도가 목욕의 적정 온도로 알려져 있는데, 탄산 목욕의 경우는 그것보다 약간 낮은 39~40℃의 탕이 적당한 온도라는 뜻입니다.

단, 감각으로는 $41℃$라 해도 실제 온도는 $39~40℃$이기 때문에 체온을 올리려면 조금 오래 탕에 들어가 있어야 합니다. 탄산 목욕을 오래하면 몸의 표면뿐만 아니라 속까지 따뜻해집니다. 몸속까지 따뜻해지면 혈류도 좋아지고, 그로 인한 건강 효과도 얻을 수 있습니다. 게다가 뜨거운 물이 잘 식지 않는 장점도 있습니다. $39~40℃$라면 심장에 부담도 적

기 때문에, 오랜 시간 목욕하기 힘든 사람도 탄산 목욕을 즐
길 수 있을 것입니다.

반신욕을 하면 몸에 부담 없이
오래 목욕할 수 있다

오랫동안 미지근한 물에 들어가 있기 위해 추천하는 것은 '반
신욕'입니다. 약간 깊이가 있는 욕조의 경우, 몸을 담그면 약
500kg의 수압이 몸에 가해진다고 합니다. 이 정도의 수압은
노약자에게는 심장에 부담을 줄 수 있습니다. 하지만 반신욕
이라면 명치부터 하반신이 뜨거운 물에 잠기게 되므로 몸에
큰 부담이 없으며, 다리에 가해지는 수압으로 다리에서 심장
으로의 혈액순환을 좋게 해줍니다. 탕에 들어가 있는 기준
시간은 20~30분으로 잡으세요. 몸 전체가 따뜻해지고 있
다는 걸 느끼고, 서서히 땀이 나기 시작하면 물에서 나오도
록 합시다.

❶
입욕제는 입욕 직전에 넣는다.

❷
욕조에 조용히 들어간다.

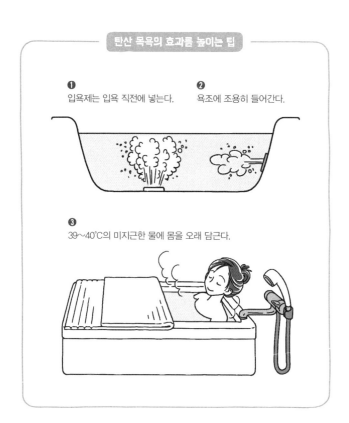

❸
39~40°C의 미지근한 물에 몸을 오래 담근다.

잠들기 전 한 잔의 탄산수로
숙면을 준비하자

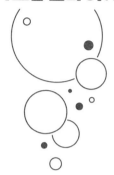

목욕 후
맥주 마시지 않기

저녁에 목욕으로 하루 동안의 피로를 완전히 풀었다면, 곧 잠들 시간이 다가왔다는 뜻일 것입니다.

특히 탄산 목욕으로 몸과 마음이 모두 편안해진 상태라면 바로 숙면을 취할 수 있을 텐데요. 여기에서 더 확실하게 푹 잘 수 있도록 탄산수를 이용하는 방법을 소개하겠습니다.

목욕을 하면 땀이 나기 때문에 몸에 수분이 줄어들게 됩니다. 그래서 목욕을 마치면 갈증이 나서 생수나 수돗물을 마시는 사람이 많습니다.

하지만 여기서 그 한 잔을 탄산수로 바꾸면 어떨까요? 탄산수를 한 잔 마시는 것만으로 탄산가스는 바로 효과를 내서 위의 혈액순환이 좋아지고 수분의 흡수율이 높아집니다. 게다가 탄산수 특유의 상쾌함으로 부교감신경이 우위를 차지하게 되면 몸을 휴식 모드로 만듭니다.

즉, 탄산수 한 잔으로 언제든 잘 준비가 되고, 숙면을 취할 수 있게 됩니다. 탄산수의 무맛이 심심하다고 느끼는 사람은, 탄산수를 이온음료에 희석해서 마시면 약간의 미각을 자극하는 살짝 달콤한 건강 음료로도 즐길 수 있어서 추천합니다. 또 목욕 후에 맥주를 마시는 그 짜릿한 기분은 충분히 알지만, 꾹 참고 탄산수로 바꿔봅시다. 그 한 잔을 참는 것이 다이어트에도 도움이 됩니다.

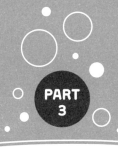

PART 3

탄산수로
피부 나이를
되돌리는
방법

산성인 몸을 약알칼리성으로 중화하는 '마법의 물'

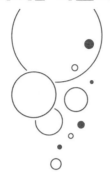

안티에이징은
건강에서 시작된다

"10대, 20대 때와 같은 팔팔한 몸으로 돌아가고 싶어요."
이처럼 혈기 왕성했던 그 시절을 그리워하며 이야기하는 사람들이 꽤 있습니다. 기미나 잡티 없는 탱탱한 피부, 탄력이 넘치고 윤기나는 머리, 군살 없이 매끈한 팔뚝과 배 주위는 미용에 관심이 있는 사람이라면 자주 생각하는 주제가 아닐까요? 어느 정도 나이가 들면 이것들을 되찾기 위해, 혹은 유지하기 위해, 적지 않은 시간과 돈을 들이게 됩니다.

꼭 여성들만의 이야기가 아닙니다. 텔레비전을 켜면 어김없이 볼 수 있는 건강식품, 헬스클럽, 남성 전용의 두피 관리숍 등의 광고가 말해주듯 안티에이징(노화 저항)은 성별과 연령에 관계없이 인류 공통의 염원이라고 할 수 있습니다.

탄산수가 "마법의 물"이라고 불리는 이유는, 젊은 몸을 되찾고 싶다는 염원을 어느 정도는 이루어주기 때문입니다.

원래 안티에이징이라고 하면 에스테틱이나 스킨케어 등의 미용법을 상상하는 경우가 많습니다.

그렇지만 안티에이징의 전제는 어디까지나 '건강함'입니다. 아무리 거금을 들여 에스테틱에 다닌다 한들, 값비싼 스킨케어 제품을 사용한다 한들, 피로와 질병을 얻은 몸으로는 충분한 효과를 누릴 수 없습니다.

피로 회복과
구강 케어에도 효과적

건강한 몸인지 아닌지를 측정하는 지표 중에 하나가 *ph* 수치를 기반으로 한 '산성, 중성, 알칼리성' 체질 검사입니다. 건강한 몸은 약알칼리성(ph8.0∼11.0 이하)으로 유지된다고 알려져 있습니다.

그러나 잘못된 식습관, 수면 부족, 깨진 생활 리듬 등으로 피로 물질인 젖산이 체내에 쌓이게 되면 우리 몸은 산성(ph6.0 미만)으로 변합니다. 이렇게 되면, 몸 안의 자연 치유력이 약해지므로 만성 피로를 느끼게 됩니다. 뿐만 아니라 동시에 면역력도 저하하기 때문에 질병에 걸리기 쉬워지고, 점차 탄탄한 아름다움을 잃게 됩니다. 이렇게 차츰 노화의 속도가 빨라지는 것입니다.

'피로가 풀리지 않는다' '조금만 무리해도 몸살이 난다' 같은 고민을 하고 있지 않으신가요? 현대인의 이런 당연한 문제를 탄산수가 해결해줍니다.

그렇다고 딱히 어려운 일을 하자는 것은 아닙니다. 평소 탄산수를 의식적으로 마시는 것. 이것만으로 충분합니다. 약산성(ph3.0∼6.0 미만)인 탄산수는 체내에 흡수될 때 약알칼리성으로 변화합니다. 즉, 마시는 것만으로 산성이 된 우리의 몸을 알칼리성으로 중화해, 건강한 상태로 되돌리는 뛰어난 효과가 있는 셈입니다.

체내에 들어간 탄산수는 젖산을 제거하고, 질병과 노화의 원인인 활성산소의 작용도 막아줍니다. 쌓인 피로를 해소하고 병에 잘 걸리지 않는 건강한 몸이 되는 것. 이것이 안티에이징의 첫걸음입니다.

또한 탄산수를 입에 머금기만 해도 구강 케어에 도움이 됩니다. 시중에 판매되는 구강 세정제를 사용했을 때, 탄산의 자극을 느껴본 적이 있지 않은가요? 탄산에는 입안의 냄새를 제거하고 청결하게 유지하는 효과가 있습니다. 양치질 후 탄산수로 입을 헹구면 치주 질환의 원인이 되는 세균의 번식과 염증도 억제할 수 있습니다.

특히 잇몸 질환은 다양한 질병을 일으키는 것으로 알려져 있으며, 이미 걷잡을 수 없이 질환이 진행되어 치아를 잃기라도 하면 표정과 말투에도 문제가 생기게 됩니다. 치아가 쇠약해지면 식사를 편히 할 수 없게 되므로, 안티에이징의 핵심인 건강을 해칠 수 있습니다.

구강 케어 역시 중요한 안티에이징이므로 탄산수를 사용하는 습관을 꼭 들이도록 하세요.

탄산수로 세수하면
피부에 무슨 일이 생길까?

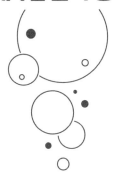

피부에 유효한 단백질이
만들어지는 과정

안티에이징과 관련한 탄산수의 대표적인 미용 효과는 턴오버(Turn Over, 피부의 신진대사 촉진)입니다.

피부 미용에서 가장 중요한 점이라고 하면, 탄력과 피부결의 섬세함, 혹은 기미나 잡티가 없는 깨끗함일 것입니다.

10대 무렵까지는 모든 사람이 지녔던 이러한 아름다운 피부의 요소들은, 피부 노화가 시작되는 시기가 되면 점차 사라집니다. 인체의 메커니즘이 밝혀진 현대에 와서는, 턴오버가 잘되는가 아닌가가 피부 노화와 밀접한 관련이 있다고 말합니다.

그 구조를 간단하게 설명해보겠습니다. 인간의 몸을 형성하는 세포는 태어나고 죽고를 끊임없이 반복하고 있다고 들은 적이 있을 것입니다. 새로운 세포는 약 2주 동안 피부 표면에 밀려 올라오게 되고, 각질 세포가 되어 수분을 지켜주고, 외부 자극으로부터 피부를 보호해줍니다. 그 후 2주 정도가 지나면 자연스레 때가 되어 벗겨지고, 새로 올라오는 피부 세포와 교체가 됩니다. 이것이 턴오버입니다.

또한 피부 세포가 있는 하부층에서는 콜라겐이나 엘라스틴이라는 물질이 만들어지고 있습니다. 둘 다 피부에 탄성과 탄력을 가져다주는 단백질로 친숙할 텐데요. 좋은 피부란, 턴오버가 활발히 이루어져 콜라겐과 엘라스틴이 충분히 생성되고 있는 상태를 말합니다.

그런데 나이가 들면서 피부의 턴오버 속도가 느려지게 되면 그동안 자연스럽게 벗겨져 떨어졌던 각질이 피부 표면에

오랜 시간 머물게 됩니다. 동시에 콜라겐이나 엘라스틴 생성이 어려워지기 때문에 피부가 굳거나 느슨해지고는 합니다. 또한 이때 피부 하층에 멜라닌 색소가 생기게 되면, 배출되지 못해 기미로 남게 됩니다.

그럼 턴오버의 속도를 높여 피부에 유효한 단백질이 만들어지도록 하기 위해서는 무엇이 필요할까요?

답은 산소에 있습니다. 인간이 행동할 때 반드시 산소가 필요하듯이 세포도 산소를 공급받음으로써 활성화됩니다.

그리고 세포에 산소를 전달하는 것은 혈액인데, 여기에서 탄산수가 효과를 발휘합니다. 탄산수를 마시거나 피부에 바르면 혈액순환이 촉진됩니다. 혈액의 흐름이 활발해짐으로써 세포가 충분한 산소를 흡수할 수 있게 되고, 나아가서는 턴오버와 단백질 생성이 활성화됩니다.

또한 탄산수를 마시면 탄산의 작용에 의해 위가 자극을 받아 장내 운동이 활발해지는데요. 장내 운동은 변과 가스의 배출을 촉진시키기 때문에 변비가 해소되는 것과 동시에, 뾰루지 등의 피부 트러블도 해결할 수 있습니다.

피부 턴오버 주기를 정상화해 생기와 윤기를 되찾고 싶은 사람에게는 탄산수를 추천합니다.

피부 탄력이 되살아나고
기미와 잡티가 사라진다

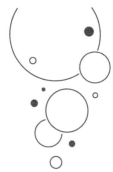

피지에 쌓인 노폐물을 녹여주는
이산화탄소

시중에서 판매되는 입욕제 중에도 탄산이 사용된 것이 많습니다. 써본 사람은 탄산가스로 뽀글뽀글한 물에 목욕하고 난 뒤 피부가 반들반들해진 것 같은 느낌을 받을 겁니다.

이것은 뽀글뽀글한 것의 원인인 이산화탄소가 피지에 쌓인 노폐물을 녹여주기 때문입니다. 탄산은 모공을 열어주는 효과가 있으므로, 모공에 쌓인 각질과 오염 또한 쉽게 제거할 수 있습니다. 또한 탄산 자체가 아주 작은 분자로 모공 속까지 스며들기 때문에, 각종 노폐물을 흡착하는 기능을 가지고 있습니다.

이러한 효과를 바탕으로 추천하고 싶은 것이 탄산수 세안입니다. 탄산수는 피부에 무해한 약산성이기 때문에 안심하고 사용할 수 있습니다.

노폐물 제거에도 큰 효과를 발휘하지만, 세안할 때 탄산수를 사용하는 가장 큰 장점은 뭐니 뭐니 해도 혈액순환의 촉진입니다.

탄산은 피부에 닿기만 해도 모세혈관을 열어주는 효과가 있어 혈액순환을 좋게 하고 턴오버를 촉진합니다. 그 결과, 피부의 탄력을 회복시켜주며 기미나 잡티를 해소해줄 수 있습니다. 또한 항균 작용도 있으므로 여드름 예방에도 도움이 됩니다.

구체적인 세안 방법으로는 다음 두 가지를 시도해보세요. 아침 세안 시 혹은 저녁에 메이크업 리무버로 화장을 지운

다음에 마무리로 탄산수를 사용하는 것도 효과적입니다. 특히 메이크업을 잘 지우지 않아서 피부 트러블이 생기는 사람에게 꼭 권장하고 싶습니다.

첫 번째는 단순히 탄산수를 이용해 그대로 세안하는 방법입니다. 일반 세안 후 세면대에 탄산수를 넣고 얼굴을 담그세요. 가스가 빠지지 않도록 살짝 몇 초간 담그고, 이걸 여러 번 반복하기만 하면 됩니다. 기미나 잡티 등 신경이 쓰이는 부위가 있는 사람은, 탄산수를 화장솜에 듬뿍 적셔서 해당 부위를 중점적으로 팩처럼 활용해도 좋습니다. 탄산을 피부에 스며들게 하는 이미지를 떠올려보세요.

두 번째는 세안제를 탄산수로 거품을 내 씻는 방법입니다. 항상 사용하는 세안제에 물 대신 탄산수를 첨가해 거품을 내보세요. 얼굴 전체에 거품을 묻히고 그대로 몇 분 두었다가 헹구어냅니다. 그리고 이때 중요한 건 절대 손으로 거품이나 피부를 문지르지 않는 것입니다. 노폐물은 거품에 포함된 탄산이 알아서 걷어내므로, 되도록 손으로 만지지 말고 그대로 두세요. 겨울철 등 탄산수가 차갑게 느껴질 때는 페트병 같은 것에 넣어 따뜻하게 만든 후에 사용해도 좋습니다. 여기에서 소개한 어떠한 방법으로든 충분한 클렌징 효과와 혈액 순환 촉진 효과를 얻을 수 있게 됩니다.

미용실의 '탄산 헤드스파'를
집에서 간단히

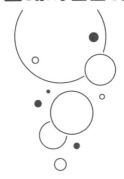

탄산수 샴푸의 뛰어난
클렌징 효과

탄산수를 사용하면 누구나 집에서 손쉽게 전문가에 버금가는 피부 관리를 할 수 있습니다. 목욕할 때, 탄산수를 페트병 등의 용기에 넣어서 준비해둡시다. 이것을 두피와 머리카락을 감을 때 사용하면, 피지 등의 노폐물을 씻어내고 두피의 혈액순환을 촉진할 수 있습니다.

 미용실에서 흔히 보는 '탄산 헤드스파'를 집에서 즐길 수 있게 됩니다.

탄산수에는 강력한 세정력과 혈액순환을 촉진하는 효과가 있으므로, 모공 속 기름기와 노폐물을 제거할 수 있으며, 이로 인해 혈류가 개선되면 두피에 있는 모발을 생성하는 세포가 생기를 되찾게 됩니다. 또 이러한 세포의 활성화는 모근까지 영양을 골고루 주며, 건강하고 풍성한 머리카락이 자라게 합니다.

흔히 사용하는 대부분의 샴푸는 노폐물을 씻어내기 쉽게 하기 위해 산성과 알칼리성으로 만듭니다. 또 파마나 염색을 하면 머리카락이 알칼리성으로 변합니다. 그런데 탄산수는 머리카락과 같은 약산성이기 때문에 머리에 발라서 pH를 약산성으로 되돌릴 수 있는 것입니다.

머리카락의 미용 효과도 빼놓을 수 없는데요. 탄산수에는 단백질을 변형시켜서 유지해주는 아스트린젠트라는 효과가 있습니다. 모발은 단백질로 이루어져 있으므로, 이 효과로 인해 표면의 큐티클을 정돈하고 윤기나는 머릿결로 가꿀 수 있습니다.

탄산수를 이용한 두 가지의 샴푸 방법을 소개하겠습니다.

첫 번째는 탄산수만 이용하는 방법입니다. 먼저 샴푸를 하기 전에 탄산수로 머리를 헹굽니다. 미리 병에 담아둔 탄산수를 한 번에 다 사용하지 않도록, 손에 덜어서 모발과 두피에 천천히 흡수시켜줍니다. 정수리부터 시작해서 뒷목이나 목덜미까지 골고루 펴 바르고 양손으로 모발을 눌러 두피에 탄산수를 스며들도록 문질러줍니다. 잘 헹군 후 평소처럼 샴푸 및 린스를 하면 됩니다. 머리를 감은 후, 마무리도 똑같이 탄산수를 사용해서 헹구면 더욱 깔끔하게 씻어낼 수 있습니다.

평소 기름진 두피와 비듬으로 고생하고 있다면 꼭 사용해 보세요.

두 번째는 탄산 샴푸를 만드는 방법입니다. 페트병 등에 탄산수를 50㎖ 정도 넣고, 샴푸를 적당히 넣은 뒤 뚜껑을 덮고 흔듭니다. 거품이 나면 그냥 일반 샴푸처럼 사용하면 됩니다. 두피에 거품이 스르르 흐르는 자극이 느껴져서 매우 기분이 좋을 겁니다.

단, 탄산 샴푸는 일반 샴푸보다 클렌징 효과가 높으므로 머리를 감은 후에는 보습 효과가 있는 트리트먼트를 사용하는 것이 좋습니다. 또한 피부가 건조한 사람 등은 기름기가 지나치게 제거될 수도 있으니 두피에 안 맞을 시에는 사용을 중단하세요.

손발을 탄산수에 담그기만 해도
피부 턴오버가 촉진된다

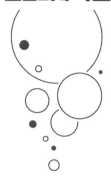

혈액순환 장애는
모든 질병의 근원

피부 미용이나 건강 관리를 이야기할 때 꼭 언급되는 것이 바로 '혈액순환'입니다. 혈액순환이란, 심장에서 나온 혈액이 동맥, 모세혈관, 정맥을 거쳐 다시 심장으로 돌아오는 것을 말합니다. 이러한 혈액순환에 장애가 생기면 피부 트러블이나 냉증의 원인이 되기도 하고, 그 외 두통, 어깨 결림, 요통, 다리 저림은 물론 불임, 비만에 이르기까지 다양한 문제가 발생하는 것으로 알려져 있습니다.

여기에서 다시 탄산수가 어떻게 혈액순환을 돕는지 설명하겠습니다. 혈액순환은 피의 흐름을 원활하게 하는 것을 말하지만, 중요한 것은 동맥이나 정맥으로 향하는 작용이 아니라, 턴오버에 필요한 물질을 세포에 직접 전달하는 모세혈관으로의 움직임입니다. 탄산수에 함유된 이산화탄소 분자는 매우 작으므로 피부 표면을 통해 피부와 혈관으로 직접 침투해 흡수됩니다. 그러면 이산화탄소의 작용에 의해 모세혈관이 혈관을 넓히는 물질을 분비하게 되고, 이로 인해 혈액순환이 촉진되어 산소나 영양이 전신을 순환하게 됩니다.

또한 탄산이 턴오버를 촉진하면 체온이 높아지므로 그로 인해 혈액순환이 더욱 잘되는 상승효과도 볼 수 있습니다. 따라서 몸 전체의 혈액순환을 효율적으로 높이기 위해서는 몸의 끝에 위치한 손과 발을 탄산수에 담그는 것이 좋습니다.

손을 담글 경우에는 세면대에 탄산수를 받은 후, 가스가 빠지지 않도록 천천히 손목까지 담그세요. 10~15분 정도 차분히 기다리는 동안에, 손끝부터 순서대로 모세혈관을 자극해 팔부터 어깨, 이윽고 전신의 순서로 혈액순환이 촉진될 것입니다. 발을 담글 경우에는 큰 양동이나 대야에 탄산수를 넣고 천천히 발목까지 담급니다. 발부터 하반신을 거쳐 전신에 혈류가 흐르려면 시간이 걸리므로 20~30분 정도 기다립시다.

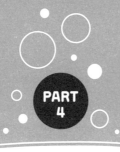

PART 4

요리는
더 맛있게,
주방은
청결하게

탄산수로 밥을 지으면
묵은쌀이 햅쌀처럼 변한다

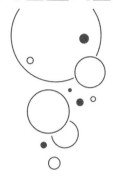

윤기가 흐르고
쫄깃한 밥이 완성

쌀을 씻고 밥을 지을 때는 흔히 물을 사용하는데, 대신 탄산수를 넣어보세요. 이것만으로도 밥맛이 크게 달라집니다.

씻을 때 주의할 점은 탄산 거품이 보글보글 심하게 일지 않도록 천천히 탄산수를 붓는 것입니다. 단번에 탄산수를 들이부으면 탄산이 빨리 빠지는 탓에 효과가 줄어드니 주의하세요.

밥을 지을 때는 평소 물로 지을 때와 같은 양의 탄산수를 사용합니다. 그리고 다 지어진 밥을 보면 물로 했을 때와의 차이를 단번에 알 수 있습니다.

'어라? 평소보다 밥의 양이 늘어난 것 같은데?'라고 느낄 정도로 밥이 수북하게 지어집니다. 때깔부터 윤기가 흐르고 식감이 쫄깃하기 때문에 물로 지은 밥보다 맛있습니다.

특히 집에 묵은쌀이 있을 때 사용해보면 보다 많은 효과를 느끼게 됩니다. 푸석푸석해서 불쾌하던 느낌이 줄어, 묵은쌀임을 잊게 해줍니다. 새로운 쌀로 맛있게 먹을 수 있는 기간은 한정적이기 때문에, 쌀이 오래되면 바로 탄산수를 활용해봅시다.

비싸고 맛있는 쌀을 매일 먹을 수 없는 상황이 있을 수도 있습니다. 집안 살림을 생각하면 그럴 수 있지요. 그래서 저는 부담 없는 가격의 쌀을 슈퍼마켓에서 구입해, 탄산수의 힘을 빌려서 밥을 맛있게 지어 먹고 있습니다.

그렇다면 도대체 왜 탄산수로 밥을 지으면 이런 현상이 일어나는 걸까요?

탄산수에 들어 있는 탄산가스가 기체화하기 때문에, 밥알이 서 있듯이 지어지기 때문입니다.

그리고 탄산수 중에서도 탄산수소나트륨(소다)이 많은 것을 사용하면 팽창 효과로 인해 밥알의 통통함이 더욱 살아납니다. 소다는 '베이킹파우더'로 사용되는 성분이기도 합니다. 탄산수소나트륨이 쌀에 포함된 전분이나 단백질과 결합해 변화하는 것도 과학적으로 이미 입증된 바 있습니다. 이 또한 밥알이 통통하게 부풀어 맛있어지는 이유 중 하나입니다.

그러니까 흰쌀밥을 짓거나 영양밥을 지을 때 탄산수를 꼭 활용해봅시다.

동남아시아풍의 요리를 만들 때는 콜라 등의 탄산음료를 넣어보세요. 요리에 단맛이 더해져, 더욱 맛있는 요리가 됩니다.

생선 비린내와
미끌거림 제거에도 효과적

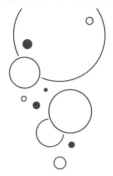

탄산수소나트륨이
비린내를 잡아준다

가정에서 맛있는 해산물 요리를 즐기고 싶을 때 신경 쓰이는
점이 있습니다. 바로 '냄새와 미끌거림'입니다. 해산물을 만지
면 손에 비린내도 배고 '그 특유의 미끌거림이 싫어'라고 하
는 사람도 있습니다. 저는 영양사라는 직업상 해산물 요리를
하는 경우도 많은데 저조차도 '아, 냄새와 미끌거림만 좀 없
었다면 더 요리하기가 쉬울 텐데'라고 생각할 때가 종종 있

습니다.

그동안 생선 냄새와 미끌거림을 잡는 데에 많이 쓰인 방법은, 바닷물 농도 정도의 소금물(2~3%)로 씻거나 수세미로 문지르는 것이었습니다. 이러한 방법으로도 냄새와 미끌거림은 어느 정도 제거할 수 있지만, 조금 귀찮다고 느껴질 수도 있습니다.

바로 이때가 탄산수가 필요한 순간입니다. 우선 요리에 사용할 해산물을 그릇에 넣고, 재료가 충분히 잠길 만큼 탄산수를 부어봅시다. 그 상태에서 살짝 저어주기만 하면 냄새와 미끌거림이 말끔히 사라집니다.

탄산수소나트륨이 함유된 탄산수는 산성의 냄새에 탈취 효과가 있어 생선의 비린내도 제거할 수 있습니다. 그리고 탄산수의 뽀글뽀글한 거품이 미끌거림을 없애주는 것입니다. 마지막으로 가볍게 물로 세척하면 끝입니다.

이처럼 해산물 특유의 냄새와 미끌거림이 사라진다면 요리도 분명 즐거워질 겁니다. 또한 탄산수를 사용해 씻어

낸 것만으로도 해산물 요리의 마무리에 변화가 나타납니다. 재료가 더욱 부드럽고 탱글탱글해지므로 꼭 한번 시도해보세요.

찜 요리에 탄산수를 활용하면
시간이 절약된다

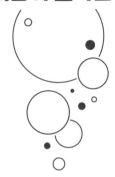

탄산가스로 인해 단백질이 변성돼
고기가 부드러워진다

카레나 스튜 안에 든 큰 덩어리 고기를 푹 삶거나 뿌리채소 (연근, 우엉, 무 등)를 끓이는 등 재료를 부드럽게 하는 데에는 상당한 시간이 소요됩니다. 카레를 만들 때는 보통 지방이 적은 돼지고기의 뒷다리살이나 앞다리살을 사용하는데, 이것을 부드럽게 하려면 1시간 반 정도는 푹 끓여야 합니다. 바쁜 일상을 생각하면 너무 긴 시간 동안 불 근처에 있어야 하기 때문에 좀처럼 하려고 마음먹기가 힘들지요. 고기를 부드럽게 하기 위해서는 삶기 전에 파인애플 주스에 담가놓거나, 우유에 2시간 정도 재워두는 등 다양한 방법이 있지만 역시 탄산수만큼 좋은 건 없습니다.

일단 탄산수에 10분 정도 담가두면, 탄산가스가 단백질을 변성시키는 효과를 발휘해 고기가 단시간에 부드러워집니다. 그리고 어느 정도 부드러워진 덩어리 고기를 다른 재료와 함께 냄비에 넣고 탄산수로 끓이면 더욱 짧은 시간 내에 익어갑니다.

그야말로 2시간 걸리는 요리가 30분 정도로 완성된다고 생각해도 무방합니다. 요리 시간의 단축만이 아니라 전기나 가스 요금도 절약되기 때문에 장점이 많습니다.

뿌리채소의 경우는 고기처럼 담가두지 않고 바로 삶아도 됩니다. 탄산의 힘으로 시간을 들이지 않고도 부드럽게 끓일 수 있기 때문에, 요리할 시간이 부족해도 맛있는 조림을 만들 수 있습니다.

재료가 통통하게 살아나고
쫄깃해지는 이유

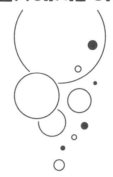

찜기 아래의 냄비에
탄산수를 넣기만 하면 끝

한때 실리콘 용기가 유행한 적이 있어서 가정에서도 간편하게 찜 요리를 즐기는 집이 많습니다. 이 외에도 찜기나 특수 냄비를 구입해 나름대로 공을 들인 찜 요리를 하는 사람도 늘고 있습니다.

확실히 찜기로 요리하면 특유의 향이 나고, 맛도 있을 뿐더러 안심하고 먹을 수 있기도 합니다.

야채와 고기 등 재료 본연의 맛을 충분히 만끽할 수 있기 때문에, 저희 집에서도 찜 요리는 단골 메뉴 중 하나인데요. 찜 요리는 정말로 간단하고 담백해서 위에 부담도 가지 않기 때문에, 약해진 위장에 자극이 없다는 장점도 있습니다.

이러한 찜 요리에도 탄산수를 잘 사용하면, 시간을 절약하면서도 오동통한 느낌을 살려낼 수 있습니다. 사용법은 매우 간단합니다. 찜기 밑에 물이 아닌 탄산수를 넣기만 하면 됩니다.

차가운 탄산수를 넣고 찜기의 뚜껑을 덮어서 조리해보세요. 탄산수의 온도가 상승함에 따라 탄산가스가 빠져나가기 때문에, 재료에 탄산가스가 잘 퍼지게끔 하기 위해서는 차가운 상태일 때 넣는 것이 포인트입니다.

프라이팬을 사용해서 찜 요리를 할 때도 탄산수를 유용하게 활용할 수 있습니다. 만두, 볶음국수, 볶음우동 등을 만들 때 재료를 넣는 타이밍에 탄산수를 함께 넣으세요. 평소보다 음식이 부드러워지고 쫀득쫀득한 느낌이 들 겁니다.

프로가 만드는 폭신폭신한
계란 요리의 비밀

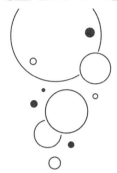

탄산으로
전문가의 식감을 구현한다

계란말이, 오믈렛, 스크램블드에그와 같은 요리의 포인트는 가능한 한 계란을 폭신폭신하게 하는 것입니다.

계란말이는 일식집에서, 오믈렛은 레스토랑에서 흔히 볼 수 있는 메뉴지만, 스테디셀러이기 때문에 그만큼 요리사들이 만만하게 생각할 수 없는 요리이기도 합니다.

외형이 아름다운 것은 당연하고, 식감도 폭신폭신하게 하지 않으면 고객을 만족시킬 수 없기 때문입니다. 개인적으로도 계란 요리는 레시피 자체가 간단하다 해도 실제로는 어려운 요리라고 생각합니다.

계란 2개를 사용해 오믈렛을 만든다면 그릇에 계란 2개, 우유 1큰술, 소금과 후추를 한 꼬집씩 넣습니다. 마지막으로 탄산수를 2큰술 정도 넣고 전부 섞으세요. 기름을 두른 프라이팬을 달군 후, 탄산수가 들어간 계란물을 프라이팬에 단번에 붓습니다.

여기에서 중요한 점은 탄산 거품이 사라지지 않도록, 프라이팬에 계란물을 붓기 직전에 탄산수를 섞어 넣는 것입니다.

계란 속에서 탄산이 기체화되어 그 속에서 공기층이 생기게 되면, 폭신폭신한 식감이 완성되는 심플한 원리입니다. 이렇게 간단한 테크닉으로 전문가 버금가는 오믈렛을 만들 수 있습니다.

계란말이나 스크램블드에그를 만드는 경우에도 어려운

요리 과정은 하나도 없습니다. 프라이팬에 재료를 붓기 직전, 재료에 적당량의 탄산수를 섞어 넣기만 하면 됩니다.

핫케이크 등 베이킹에서도
식감을 살린다

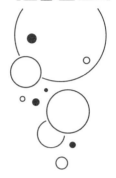

풍미를 더하려면
우유의 양을 조금 늘린다

핫케이크(팬케이크)나 스펀지케이크 등을 만들 때 역시 탄산수를 활용하면 폭신해지는 효과가 단번에 나타납니다. 그 외에 다른 빵 또한 폭신하게 구울 수 있습니다. 탄산수에 포함된 이산화탄소가 글루텐을 만나 발효가 잘되고 식감은 가벼워집니다.

핫케이크를 만들 때, 계란을 푼 다음 시판되는 핫케이크믹스를 넣으세요. 여기까지의 조리 과정은 별다른 차이가 없지만, 이다음에 우유 양의 절반을 탄산수로 바꿔 넣습니다. 그리고 평소대로 휘저어서 버터나 기름을 달군 팬에 굽습니다. 단순히 이렇게만 해도 평소보다 1.5배 정도 폭신하고 부드러운 핫케이크를 만들 수 있습니다.

부드럽게 하는 원리는 탄산수에 녹아 있는 이산화탄소가 구울 때 배출되어 기포를 생성하기 때문입니다.

다만 핫케이크를 만들 때 우유를 사용하는 것은 풍미를 내기 위해서인데, 탄산수를 사용하면 그 풍미가 줄어듭니다. 따라서 마무리된 핫케이크 위에 꿀이나 크림을 평소보다 조금 많이 올리는 게 좋습니다. 달콤한 아이스크림을 얹은 팬케이크라면 평소보다 감칠맛이 덜해도 좋은 궁합이 될 것입니다.

어느 정도 부드러운 식감을 내면서 풍미도 놓치기 싫다면, 탄산수의 양을 줄이되 우유의 양을 늘리는 등 미세하게 맛을 조정할 수 있으므로, 다양하게 시도해보세요.

이 외에도 부침개 등 가루로 만드는 요리를 할 때에도, 물 대신 탄산수를 사용하면 보디 부드럽게 완성할 수 있습니다. 탄산이 강한 것과 약한 것 등을 골고루 사용해보며 자신에게 가장 맛있는 레시피를 찾아보세요.

깜짝 놀랄 정도로
바삭해지는 튀김옷

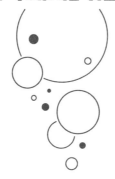

집에서도
가게에서 먹는 것처럼

튀김의 맛을 좌우하는 것은 재료의 질에 달려 있기도 하지만, 무엇보다 바삭한 튀김옷이 제대로 갖춰져 있을 때 최상의 튀김이라고 생각합니다. 튀김 요리를 취급하는 식당에 가면 바삭함이 일품이라, 씹는 소리부터가 바삭바삭하기 때문에 가정에서 만든 것과는 다른 품질에 놀라는 경우가 많습니다. 가정에서 튀기면 아무래도 튀김 반죽이 들러붙게 되거나, 바삭하게 튀겨지지 않을 때가 많습니다. 튀김옷의 양이나 튀기는 타이밍, 그리고 사용하는 기름 등의 조절에 자신이 없을지라도 포기할 필요는 없습니다. 전문가와 견줄 만한 튀김을 식탁에 올리기 위해서, 탄산수의 힘을 빌리면 됩니다.

튀김옷을 입힐 때는 계란을 잘 푼 후 냉수와 밀가루를 섞어 넣는데, 이때 냉수를 차가운 탄산수로 바꿔 넣기만 하면 됩니다(튀김가루를 쓸 때도 동일). 그리고 이때 핵심은 계란, 차가운 탄산수, 밀가루를 모두 섞을 때 세게 휘젓지 말고 살짝 가볍게 저어야 한다는 것입니다. 그 후에는 건더기를 튀김옷에 묻혀서 튀기기만 하면 됩니다.

이것도 계란 요리 때와 마찬가지로 탄산이 기체화되면서 공기층이 생기고, 그로 인해 바삭함이 더해지는 원리입니다.

이 외에도 흰 살 생선의 튀김이나 굴 튀김 등에서 이 기술을 응용할 수 있습니다. 또한 닭튀김 요리를 할 때는 먼저 고기를 탄산수에 10분 정도 재워서 냉장고에 넣어두세요. 고기가 부드럽게 될 겁니다. 그다음으로 푼 달걀에 전분 가루와 후추를 섞어 고기에 묻힐 때, 한 숟가락 정도의 탄산수를 섞어두면 더욱 바삭하게 튀길 수 있습니다.

고기의 안팎으로 탄산가스가 침투하면 육즙이 늘어난다

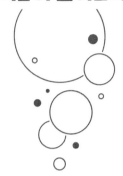

**우유나 물을
탄산수로 바꾸기만 하면 끝!**

평상시 집에서 먹는 메뉴 중에 의외로 어려운 요리가 함박스테이크입니다.

함박스테이크는 먹음직스러워 보이도록 두툼하게 만들고 싶지만, 두꺼우면 두꺼울수록 속까지 제대로 익었는지 확인하기 어렵고, 너무 구우면 딱딱해질 수도 있습니다. 게다가

지나치게 바싹 굽게 되면 볼품없이 납작하게 눌어붙게 될 때도 있습니다.

반면 맛있는 함박스테이크는 오동통해서 젓가락이나 포크를 넣는 순간 육즙이 콸콸 넘쳐흐릅니다. 그런 식욕을 돋우는 함박스테이크를 탄산수의 힘을 빌려 만들어봅시다.

재료를 넣어 다진 고기를 반죽할 때, 우유를 넣고 빵가루를 축축하게 만드는데 이때 우유 양의 절반 정도를 탄산수로 바꿉니다. 그리고 고기의 반죽을 프라이팬에 굽는 타이밍에 살짝 탄산수를 넣습니다. 이렇게 하면 고기의 안팎으로 탄산가스가 침투합니다.

단순히 이것만으로도 통통하고 육즙이 입안 가득 흘러넘치는 함박스테이크가 완성됩니다. 게다가 탄산수의 힘으로, 가열을 많이 해도 함박스테이크가 납작하게 굳는 일이 방지됩니다.

지금까지 몇 가지 요리에 관해서 탄산수 활용법을 소개해

보았습니다. 물론 탄산수를 활용할 수 있는 요리는 이뿐만이 아닙니다. 주로 '부드럽게' '오동동하게' '바삭바삭하게' 만들고 싶은 음식을 할 때는 탄산수를 사용하면 효과를 실감할 수 있을 겁니다.

탄산수의 종류에 따라
달라지는 요리 효과

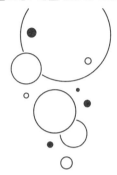

탄산수 선택의
세 가지 포인트

장기적으로 보면 집에서 탄산수 제조기를 사용하는 것이 탄산수 사용 비용을 절감하는 방법이라고 할 수 있습니다. 하지만 '기계를 살 정도로 자주 마시는 건 아니다'라는 사람은 시중에서 판매되는 탄산수를 이용할 것이라고 생각합니다.

이때 탄산수를 고르는 방법의 첫 번째 포인트는 성분입니다.

앞에서 한 번 설명했지만, 탄산수는 함유된 미네랄 성분(칼슘, 마그네슘)의 정도에 따라 연수와 경수로 분류됩니다. 물속에 녹아 있는 미네랄 성분량을 나타낸 수치가 경도(硬度)로 미네랄 성분이 많은 물이 경수, 적은 물이 연수입니다. 수입산 탄산수는 경수가 주류이며, 국산이라면 거의 연수라고 할 수 있습니다.

요리는 물론 다이어트, 미용, 건강을 의식한다면 미네랄 성분이 풍부한 경수를 추천합니다.

선택 방법의 두 번째 포인트는 천연 탄산수인가 인공 탄산수인가 하는 점입니다. 천연 탄산수는 이름 그대로 천연 상태로 이산화탄소를 많이 함유한 거품을 내며, 인공 탄산수는 평범한 물에 인공적으로 이산화탄소를 녹여낸 것입니다. 두 가지 모두 효과의 차이는 없습니다만, 천연 탄산수가 김이 덜 빠지기 때문에 단시간에 완성하는 요리를 할 때는 천연 탄산수가 더 낫습니다.

선택 방법의 세 번째 포인트는 탄산의 강도입니다. 탄산이 강하면 탄산가스가 많아지므로 여러 면에서의 효과가 좋아집니다.

요즘에는 탄산이 센 것이 유행하고 있고, 어디에서나 구입하기 쉬우므로 편리하게 이용할 수 있습니다.

주방 세제가 필요 없는
친환경 탄산수 설거지

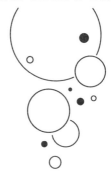

오염물질을 분리하고
제거하는 성질

저는 어려서부터 요리하는 것을 좋아했습니다. 어른이 된 지금도 제가 만든 음식을 가족과 친구들이 "맛있다!"라고 하며 웃는 얼굴로 먹어주면 매우 행복한 기분이 듭니다.

요리를 할 때 빼놓을 수 없는 것이 평소 잘 써서 익숙한 조리기구입니다. 요즘에는 편리하고 세련된 디자인의 다양한 상품이 많이 팔리고 있지요.

또 제가 신경 쓰는 것은 맛있게 만들어진 음식을 담는 그릇입니다. 마음에 드는 무늬와 색, 디자인의 그릇을 보면 요리를 예쁘게 담았을 때를 상상하며 자꾸만 사고 싶어집니다. 여러분도 마음에 드는 접시나 머그컵 등을 가지고 있으리라 생각합니다.

그래서 마음에 드는 조리기구나 그릇을 항상 깨끗하게 사용하기 위한 관리법에 대해 이야기하고자 합니다. 위생적인 측면에서도 평소 깨끗하게 관리하는 것은 당연하지만, 바쁜 시간을 보내면서 정신없이 요리하는 곳이 주방입니다. 제대로 닦고 있다고 생각해도, 정신을 차려보면 머그컵에 얼룩이 남아 있을 때도 있습니다.

이런 상황에서 사용할 수 있는 것이 탄산수입니다. 탄산수에 포함된 탄산가스가 오염물을 제거하는 성질을 가지고 있으므로, 심한 기름때가 아닌 이상 충분히 제거할 수 있습니다.

게다가 탄산수는 본래 음료로서 몸에 흡수할 수 있는 것이므로, 표백제나 화학약품을 사용한 주방 세제와 달리 건강을 중요시하는 사람이나 손이 거칠어지는 것을 신경 쓰는 사람도 안심하고 사용할 수 있습니다. 즉, 몸에도 자연에도 좋은 친환경 제품입니다.

탄산수를 다 마시지 못하고 남겼을 때가 그릇을 관리해 볼 기회입니다. 신경 쓰이는 머그컵의 물때나 플라스틱 제품의 누런 때, 미세한 조리도구의 찌꺼기도 탄산수에 담가두었다가 세척하면 됩니다.

그저 15~20분 담가두기만 해도 탄산수의 세정력으로 깔끔해집니다. 마지막에 헹굴 필요도 없으므로 매우 간편합니다.

탄산수에 담그기만 해도
도마의 누런 때가 제거된다

요리하면서 제일 오염이 신경 쓰이는 것은 도마가 아닐까요? 도마는 아무리 주방용 세제로 씻어도 칼에 긁힌 흠집이 쉽게 나기 때문에, 제대로 된 관리가 반드시 필요합니다. 특히 최근에는 흰색의 플라스틱 도마를 사용하는 가정이 많아짐에 따라 얼룩도 신경이 쓰입니다.

도마 관리 방법으로는 주방용 표백제를 직접 도마에 뿌려 잠시 방치해두었다가 수세미로 쓱쓱 문질러 오염물을 제거하는 방법이 있습니다. 하지만 이것은 수고스러울뿐더러, 무엇보다 아기나 어린아이가 있는 가정에서는 화학약품의 사용은 가능한 한 피하고 싶을 것입니다.

그럴 때 탄산수의 세정력이 힘을 발휘합니다. 탄산수에 담가두기만 하면 불쾌한 냄새도 남지 않고, 찌꺼기나 누런 때도 제거할 수 있습니다.

만약 도마가 너무 커서 담가둘 수 없는 경우는 이렇게 해보세요. 도마 바로 위에 키친타월을 깔고, 탄산수를 듬뿍 적셔 2~3분 방치하면 끝납니다. 그러나 탄산수에는 살균 효과가 없기 때문에 살균은 뜨거운 물 등으로 대신합시다.

일상에서 사용 빈도가 높은 유리컵의 뿌연 얼룩도 신경이 쓰입니다. 컵의 얼룩은 물때가 쌓여서 생긴 것이므로, 탄산수의 세정력으로 깨끗이 할 수 있습니다.

우선 사용한 컵을 주방용 세제로 씻어서 헹굽니다. 그리고 탄산수를 넣은 용기에 컵을 담가두기만 하면 됩니다.

마치며

탄산수의 효과에 놀라셨나요? 탄산수의 매력은 상쾌함만이 아니었습니다.

이 책에서 소개한 탄산수의 뛰어난 효과를 정리하면 다음과 같습니다.

❶ 탄산수를 식전에 마시면 과식을 방지할 수 있다.

❷ 탄산수를 마시면 신진대사를 향상시킬 수 있다.

❸ 탄산수는 장내 환경을 안정시켜준다.

❹ 한 잔의 탄산수가 스트레스를 해소해준다.

❺ 탄산 입욕제와 탄산수로 집에서 탄산온천을 즐길 수 있다.

❻ 탄산수를 마시면 몸이 젊어진다.

❼ 탄산수로 세안하면 기미나 잡티가 옅어진다.

❽ 탄산수로 밥을 지으면 더욱 맛있어진다.

중요한 내용을 나열해봤습니다. 탄산수는 정말 대단한 것 같습니다.

제대로 된 효과를 보기 위해서는 탄산수의 종류나 마시는 법, 사용법에 주의할 필요가 있지만, 책에서 소개한 것처럼 그렇게 어려운 것은 아닙니다. 핵심만 엇나가지 않는다면 누구나 탄산수의 효과를 누릴 수 있습니다.

여러분도 건강한 생활을 위해 탄산수를 꼭 사용해보세요. 몸은 날씬해지고 피부는 깨끗해지고 맛있는 음식을 먹을 수 있게 되는 등 좋은 일이 생길 겁니다.

영양사 신조 도키코

하루 1잔으로 시작하는
탄산수 다이어트

초판 1쇄 발행일 2022년 6월 8일
초판 1쇄 인쇄일 2022년 6월 15일

지은이   신조 도키코
펴낸이   고은주
옮긴이   전유하
디자인   책은우주다

펴낸 곳   스테이블
출판등록   2021년 1월 6일 제320-2021-000003호
주소   서울시 관악구 조원로 137 602호
전화   02) 885-1084
팩스   0504) 260-4253
이메일   astromilk@hanmail.net

ISBN   979-11-973932-2-8 (03510)